李占东 主编

1955—1975

全国中医献方类编

第五辑 儿科常见病秘验方

小儿腹痛 消化不良

学苑出版社

图书在版编目（CIP）数据

小儿腹痛、消化不良：1955-1975 全国中医献方类编／李占东主编. 一北京：学苑出版社，2019.7
ISBN 978-7-5077-5732-3

Ⅰ.①小… Ⅱ.①李… Ⅲ.①小儿疾病-验方-汇编 Ⅳ.①R289.5

中国版本图书馆 CIP 数据核字（2019）第 123112 号

责任编辑：付国英
出版发行：学苑出版社
社　　址：北京市丰台区南方庄 2 号院 1 号楼
邮政编码：100079
网　　址：www.book001.com
电子信箱：xueyuanpress@163.com
电　　话：010-67603091（总编室）、010-67601101（销售部）
经　　销：新华书店
印　刷　厂：北京市京宇印刷厂
开本尺寸：880×1230　1/32
印　　张：4
字　　数：150 千字
版　　次：2019 年 7 月第 1 版
印　　次：2019 年 7 月第 1 次印刷
定　　价：36.00 元

1955—1975 全国中医献方类编
编 委 名 单

前　言

随着人们对自身健康的愈加关注，了解、学习中医和中药已蔚然成风。尤其是那些经受住了临床验证而流传沿用至今的单方、验方、秘方，因其便于使用，能花小钱治大病，而深受读者、尤其是非医药专业的普通大众的喜爱。

一直以来，中医医家和学者均有将家传或收集的单方、验方、秘方刊刻出版的传统。据统计，历代方书中占绝大多数的都是单方、验方和秘方类，充分说明了这一类药方有确切的疗效和长久的生命力。

众所周知，受传统思想影响，许多中医都抱着"有子传子，无子传贤；无子无贤，抱卷长眠"的思想，验方秘方概不轻易外传。但在 20 世纪 50 到 70 年代，在政府的主导和动员下，搞过多次颇有成效的全国献方运动，许多老中医不仅公开交流了他们历年积累的医学经验，还纷纷献出了自己压箱底的治病药方。

如，四川省郫县 70 多岁的老中医钟载阳献出祖传治疗腹水的秘方，河北承德民间医生盛子章献出治疗梅毒的秘方，四川省江津市中医邱文正献出"跳骨丹"方，江苏省南通中医院的陈照献出治瘰疬方，河北省石家庄市中医献出治疗乙脑的秘方，江苏省南通季德胜献出季家六代祖传的蛇虫毒秘方，贵州省挖掘出著名的卢老太太治疗慢性肾炎的秘方，江苏省第二康复医院杨雨辰医师献出家传三代的验方四册，等等。

这些献方均由各省组织专家进行审核编纂，保留有确切疗效的，剔除有毒有害的，最终集结成书。遗憾的是，这些书很多后来一直没有再版，市场上也鲜有流传，导致昔日瑰宝被尘封多年。

为了使这一时期的珍贵药方不被丢弃泯灭，我们多方搜集 1955—1975 年间编纂的献方共 96 册。因为当时的献方运动是按照地区来开展进行，所以这些书也都是按照地区来编的，如河北省验方，山西省验方等。这样以地域为纲的编法，不便于现代人的阅读查用。所以，我们又把书中的献方顺序全部打乱，并按照常见疾病如胃病、哮喘等，重新编排成册，以更切合当今读者需求。

本着"有则多，无则少"的原则，本次整理出的这套丛书分为十辑，共 39 本。第一辑：呼吸系统常见疾病，共三本。第二辑：消化系统常见疾病，共六本。第三辑：泌尿系统常见疾病，共两本。第四辑：妇科常见病，共 7 本。第五辑：儿科常见病，共三本。第六辑：心脑血管常见疾病，共两本。第七辑：内分泌系统常见疾病，共两本。第八辑，其他常见病，共六本。第九辑：外科骨伤病，共三本。第十辑：五官科疾病，共四本。统一称为《1955—1975 全国中医献方类编》。

与市场上流行的很多药方出处不明也不知是否有效的方书不同，本套丛书最大特色就是献方的真实性，以及疗效的确切性。

之所以能这么肯定，还要从那场轰轰烈烈的全国献方运动说起。毫无疑问，那是一次全国范围内自上而下，深受当时政府重视的的中医运动。

1941 年 9 月，陕甘宁边区国医研究会召开第二次代表会议，与会中医献出治疗夜盲症、腹痛、心痛、花柳等病的祖传秘方十余种，这是中国共产党领导的中医工作中第一次公开献方，意在打破传统中医的保守风气，使验方、秘方能广泛传播，为民所用，并借此提高中医政治地位。

此后，边区组织各地召开医药研究会和医药座谈会，发现了很多模范医生，也公开了很多秘方。

1944 年，既是中医业者，又素为毛泽东所推重的陕甘宁边区政府副主席李鼎铭再次号召中医者公开各自的秘方。

1955 年 3 月召开的全国卫生科学研究委员会第一届第四次会议强调："……对中医中药知识和中医临床经验进行整理和研究，搜集和整理中医中药书籍（包括民间验方、单方），使它提高到现代的科学水平，是我们医学科学研究工作者的光荣任务。"从而明确指出要对献方进行整理研究并集结出版，全国各地均积极响应号召。

较早开展此项工作的是江苏省徐州市卫生局。1954 年 10 月，徐州市卫生局聘请了 9 名经验丰富的中医对该地区所献验方进行甄审，并将这些验方分为三类：第一类是用于治疗常见病，且临床已证实有效；第二类是用于治疗常见病，临床上认为使用有效而尚未经科学证实者；第三类是治少见病或有离奇药，临床疗效不显著者。经过层层筛选，最后，仅从第一、二类验方中选出了 18 个确有实效的进行推广。

同样的，为确证献方疗效，杭州市卫生局组织中西医生进行共同讨论和分析；南通市则召开"中医验方试用座谈会"，由中医师介绍验方试用情况并进行讨论。

虽然全国各地对验方进行筛选的具体做法不尽相同，但都是稳妥而令人信服的。

1955年，江苏、福建两省出版了中医验方集。1956年，山西、江苏、河北、辽宁、黑龙江、福建6省相继出版了中医验方集；1957年，云南、四川、河南、广东、山东、陕西6省及西安市出版了中医验方集，河北、山西、黑龙江等省则出版了验方续集；1958年，广西、吉林、安徽、贵州、青海等省和重庆市、武汉市也组织出版了验方集，江苏、河南两省则出版了验方续集。

这些验方集出版后，都深受读者好评，一版再版。

1958年10月11日，毛泽东主席指出："中国医药学是一个伟大的宝库，应当努力发掘，加以提高。"于是，采集单方、验方、秘方之举由面向中医从业者迅速扩大为全国范围内的群众运动。可以说，此时的献方运动已经带有了强烈的政治色彩，各地"先后编出了数以百计的中医验方集"，献方数量之庞大令人震撼，但内容良莠不齐的情况也开始出现。

值得一提的是，由浙江中医研究所实验确证"蝌蚪避孕单方"无效的报道于1958年4月发表于《人民日报》，该报还在《编后》中告诫："民间单方在经过科学分析、实验和研究鉴定后再进行推广，才能对人民健康有所保证！"

同年11月，《人民日报》社论要求，"必须组织人力把这些民间药方分门别类地加以整理，并进行研究和鉴定"。说明当时已注意到，不经过细致的研究整理和验证就大事推广，是不妥当的。必须本着认真负责的态度，进行去粗取精和去伪存真的工作。

之后很长的时间里，全国各地整理出版的献方集基本遵循此原则，对药方的可靠性和有效性进行把关，不再一味追求多和全。如江西省中医药研究所整理出版的《锦方实验录》仅"精选了附有治验的 255 方"。

单方、验方、秘方既然多年来不断传承并在民间得以运用，必然有其独特的治疗价值，我们理应重视并将其传承推广下去。所以本套丛书按照常见疾病对献方进行分类归纳，相较当时对药方按照地域划分的方式，明显现在的编排更方便读者查找使用。

本着对献方者的尊重，方中的计量单位仍保留原样（多为钱、两），不予以修改。

中医"法可定，方无穷"，尽信方不如无方，故读者在查询使用时尽量能咨询相关专家，辨证论治与专病专方相结合。当然在本套丛书的编纂过程中，我们将含有毒性药物、国家现已明确规定不能使用药物的药方，以及带有明显迷信色彩的药方均一一进行剔除，希望能尽量保证本套书中献方的安全性和有效性，也希望这些目前看来仍不为大众熟知的单方、验方、秘方能早日为人民健康作出应有的贡献。

本套丛书从开始四处搜集资料到终于成书面世，历时近十年！原始资料的搜集、翻拍，对大量资料内容的进一步甄别、整理，每一册书中所收录验方的删选、归类，药物剂量的逐一核实，都花费了大量的时间和人力。在此，还要特别感谢提供资料的刘小军，不厌其烦整理内容、调整版式的郑杰，以及在成书过程中给予很多建议和方案的学苑出版社陈辉社长，感谢他们多年以来的支持和付出！

最后，希望这套颇具特色的验方系列丛书，能发挥出它们独特的治疗价值，并能得到应有的重视和广泛的传播！

学苑出版社　付国英

2019 年 6 月 11 日

目　　录

一、消化不良

消化不良是小儿常见的一种病症，主要表现为：感觉饱胀、没胃口、嗳气、恶心、呕吐，常伴有腹痛、腹泻或便秘。

【主治】　小儿食积。

【方药】　鸡内金_{五钱}　白糖_{不拘}

【用法】　共为末，令小儿随意食之。

【出处】　魏茂水（《祁州中医验方集锦》第一辑）。

【主治】　消化不良，面黄肌瘦，腹泻。

【方药】　鸡内金_{二钱}　缩砂仁_{二钱}　焦锅巴_{一两}

【用法】　共研为末，每服一钱，一日二次。

【提示】　此为一岁小儿量。

【出处】　西宁中医院何文德（《中医验方汇编》）。

【主治】　小儿食积。

【方药】　建磁_{二两}　山甲_{五钱}　下甲_{五钱}

【制法】　共为细末。

【用法】 每服五分，每日三次，开水送下。

【出处】 韩杰甫（《河南省中医秘方验方汇编》）。

【主治】 小儿消化不良，腹胀，大便不规则，消瘦。

【方药】 石燕（用醋煅，七煅七淬，研末水飞）四两 红曲（炒）四两 辰砂（研末水飞，不见大）三钱

【用法】 三味合研细末，用适量蒸猪肝吃。

【出处】 宁乡煤炭坝中医江孔殷（《湖南省中医单方验方》第二辑）。

【主治】 婴儿一切消化不良，腹痛，夜间不眠，经常便泻不止（绿色便）。

【方药】 镇惊益脾散：朱砂三钱 大赤金五张 老琥珀一钱 川芎二钱

【用法】 共为细末，每服五分。

【出处】 吉林省卫生厅关保才（《吉林省中医验方秘方汇编》第三辑）。

【主治】 消化不良。

【方药】 山药一钱半 干姜五分 莲肉五分 苡米一钱

【用法】 水煎服。

【提示】 此为一岁幼儿剂量。

【出处】 赵邦栋（《中医验方汇编》）。

【主治】 大肚痞、食积、乳积。

【方药】 栀子一两 川椒一钱 桃仁一钱 杏仁一钱

【制法】　共为细末，用鸡蛋清一个，好干醋一两，荞麦面二两，调成饼子硬软。

【用法】　敷贴两足心、手心及前后心、肚脐上，用布包好，不许脱落，贴二十四小时揭去。

【治验】　揭开见青紫色是反应，其黑热消退，轻者一二服，重者三四次即愈。

【出处】　保定市崔符瑞（《十万金方》第十辑）。

【主治】　小儿食积。

【方药】　杏仁　郁金　雄黄　巴豆各一钱　黄蜡一钱

【制法】　将各药共为细末，黄蜡为丸，如绿豆大。

【用法】　一岁小儿空心服一粒，每日一次。

【出处】　周谦益（《河南省中医秘方验方汇编》）。

【主治】　消化不良，吐乳，拉绿便。

【方药】　党参一钱　白术一钱　茯苓一钱　广皮一钱　焦楂八分　砂仁五分　丁香五分　乌梅一钱　甘草五分

【用法】　水煎服。

【提示】　此为一岁幼儿剂量。一岁以下酌减，一岁以上酌加。

【出处】　西宁第三门诊部马祥麟（《中医验方汇编》）。

【主治】　小儿慢性胃肠虚弱，面黄肌瘦，消化不良，腹胸胀满，重食倒饱，经常肚疼，不断泄泻等症。

【方名】　肥儿饼

【方药】　云茯苓　神曲　苡米　建莲子　麦芽　芡实

白扁豆、焦楂各三钱

【制法】 以上共为细末，再加枣泥二钱，香油二两，白糖、红糖各一两，共合一处加水适量，作成一饼似饼干样，用慢火烙熟备用。

【用法】 小儿白日饥饿时给食之，每日平均三四次，每次三四钱，小孩大小酌情加减，无不良反应，且此饼酥脆香甜，小儿欲食。

【治验】 蒋某某，男，6岁，住蒋家庄，自幼缺乳，一直缺乏营养，面黄肌瘦，肚大青筋，腹胀吐泻，消化不良，服此饼五六日后症状消退，服一料后一切症状痊愈，继又服一料，身体整个恢复健康。

【出处】 宁晋县巨子玉（《十万金方》第二辑）。

【主治】 小儿消化不良。

【方药】 山药 玉米 炒扁豆 炒莲肉 芡实各三钱 肉蔻一钱 使君子一钱半 砂仁一钱

【制法】 共为细末。

【用法】 每服五分，开水送下。

【出处】 王保忠（《河南省中医秘方验方汇编》）。

【主治】 小儿伤食、受惊、营养不良、食欲不振、消化不良、夜啼惊悸、大便绿色。

【方药】 大党参一两 炒白术一两 寸麦冬一两 僵蚕一两 归身一两 明天麻一两 炒南星八钱 防风八钱 陈皮八钱 石菖蒲一两 清半夏八钱 炒枳实六钱 制香附一两 炒远志八钱 炒枣仁八钱 天竺黄八钱 茯神一两 甘草五钱 朱砂一钱 琥珀

一钱

【制法及用法】 将上药共为极细末，再兑入朱砂、琥珀，制为丸剂、散剂皆可。朱砂为衣，每粒重一钱。周岁小儿，每次服六分，丸剂每次服一丸，量儿大小酌减，每日早晚服二次，白糖水冲服。

【禁忌】 忌食生冷、油腻之物。

【出处】 长治市刘宗海（《山西省中医验方秘方汇集》第二辑）。

二、食积乳积

食积乳积，又称为乳食积滞，是因为脾胃虚弱，导致乳食停滞不化而出现的证候。本病多因乳食不节造成。

主要症状为小儿不思饮食，嗳腐酸馊或呕吐食物、乳块，腹痛，大便酸臭，烦躁啼哭，夜眠不安，手足心热。

【主治】　小儿饮食成积。

【方药】　臭草根八两

【用法】　炖猪肉吃。

【出处】　大竹县万来银（《四川省医方采风录》第一辑）。

【主治】　小儿积食，消化不良。

【方药】　鹅儿肠一钱　鸡内金一钱

【制法】　研成细末，混合。

【用法】　开水吞服。

【出处】　王桂英（《贵州民间方药集》增订本）。

【主治】　小儿饮食积滞。

【方药】　臭牡丹　岩胡豆　隔山消各五钱

【制法】　反复干炒七次，捣烂。
【用法】　同猪肉炖服。
【出处】　恒升医院（《中医采风录》第一集）。

【主治】　小儿伤食。
【方药】　二丑各三钱　玉片三钱　木香五分
【用法】　研细末，每次服五分，开水冲下。
【出处】　雷培基（《大荔县中医验方采风录》）。

【主治】　小儿虫积、食积，面黄肌瘦。
【方药】　麦芽五钱　建曲一两　芜荑五钱　黄连二钱
【制法】　上药共为细末。
【用法】　每空心服一钱，开水送下。
【出处】　洛专王书怀（《河南省中医秘方验方汇编》续一）。

【主治】　食滞。
【方药】　生山楂五分　麦芽五分　钩藤五分　蝉蜕五分　地龙干五分
【用法】　水煎服。
【提示】　此为一岁幼儿剂量。
【出处】　西宁铁路医院卓城迭（《中医验方汇编》）。

【主治】　小儿一切食积不消。
【方药】　水红子一两　山楂一两　榔片五钱　内金五钱　核桃仁一两

【用法】　共为细末，蜜丸一钱重，三至四岁小儿每服一丸，每日三次，白开水送下。

【出处】　农安县张荫南（《吉林省中医验方秘方汇编》第三辑）。

【主治】　小儿寒积，食积，水果积，肚疼等症。

【方药】　黄蜡丸：巴豆霜四钱　桃仁泥四钱　红花一钱广皮四钱　黄蜡一两

【用法】　共研细末，黄蜡溶化，调匀为丸，如梧桐子大，开水送服。

【提示】　一岁一丸，两岁二丸，不可多服。

【出处】　西宁药材公司赵俊卿（《中医验方汇编》）。

【主治】　小儿食积。

【方药】　苍术三钱　陈皮三钱　川朴三钱　血竭花一钱五分老蔻二钱　鸡肝子七个

【制法】　用藕叶将上药包住，火上烧焦，为细末。

【用法】　每服一钱，生姜、萝卜水送下。

【出处】　商专陈振叶（《河南省中医秘方验方汇编》续二）。

【主治】　小儿食积、虫积。

【方药】　山楂二钱　槟榔二钱　核仁四钱　常山二钱　鸡内金二钱　使君子三钱

【制法】　共研细末，枣泥为丸，每丸重五分。

【用法】　每次吃一丸，淡姜汤送下。如患儿年龄稍长，亦可酌加用量。

【出处】 平乡县李贵福（《十万金方》第六辑）。

【主治】 小儿诸虚百损，食积乳积。

【方药】 山楂内消散：山楂二钱　神曲一钱　广皮五钱
麦芽五钱　枳实五钱　莱服五钱　砂仁三钱　内金三钱

【用法】 共为细面，每服三至五分。

【出处】 白城市医院谢国祥（《吉林省中医验方秘方汇
编》第三辑）。

【主治】 小儿食积，食火，腹胀，夜热，消化不良。

【方药】 麦芽一钱　楂肉一钱五分　黑栀一钱　酒芩一钱
苍术一钱　甘草五分　姜下五分　寸冬一钱半　川朴一钱　连轺一
钱　车前一钱　云苓一钱五分

【用法】 水煎服，一盅分两次服，间隔半小时。周岁至
三岁小儿用均可。

【出处】 桦甸县（《吉林省中医验方秘方汇编》第三
辑）。

【主治】 食积生虫。

【方药】 川朴一钱　苍术一钱　广皮七分　槟榔一钱半　山
楂一钱半　神曲一钱　榧子一钱　麦芽一钱　炙草一钱

【用法】 隔水煎一点钟久，取起温服。

【出处】 熊绍邦（《崇仁县中医座谈录》第一辑）。

【主治】 食积，乳积，虫积。

【方药】 川军一两 大将军一两 五谷虫五两 鹤虱八钱 君子仁两个半 榔片一两 巴豆霜五钱 雷丸八钱 甘草一两

【用法】 共为细末，水丸如米大，朱砂为衣。每周岁用二丸，白水送，空心服。

【治验】 治愈本村崔庆虎等多人。

【出处】 伍仁桥宋臣悬（《祁州中医验方集锦》第一辑）。

三、食积发热

　　小儿食积发热主要是指因为乳食不节，或者小儿脾胃虚弱、消化不良引起的发热。主要症状有发烧、腹痛腹胀、口臭、烦躁、腹泻或便秘、舌黄苔厚。

　　食积引起的发热吃退烧药效果不佳，需要消食导滞。

　　【主治】　小儿食积，午后潮热。

　　【方药】　发面酵子若干

　　【制法】　用温开水少许泡之，再用温开水冲之去渣。

　　【用法】　在发热前三小时服之。

　　【出处】　吴廷方（《河南省中医秘方验方汇编》）。

　　【主治】　小儿积滞，发热，盗汗。

　　【方药】　鸡肝散：三棱六钱　莪术六钱　真青黛三钱　牡蛎五钱　鸡肝十个

　　【用法】　将药研细末，鸡肝切成小块，拌匀，蒸熟吃，一岁幼儿每次一个。

　　【出处】　西宁药材公司赵俊卿（《中医验方汇编》）。

【主治】　小儿停食，发烧吐泄。

【方药】　川军五钱　胆星五钱　僵虫二钱　蝉蜕二钱　竺黄一钱　冰片一分

【用法】　共为细末，蜜丸，每丸一钱，朱砂为衣，每服一丸。

【出处】　固显村钟文艺（《祁州中医验方集锦》第一辑）。

【主治】　小儿食积、发热、肚胀。

【方药】　陈皮五钱　青皮五钱　巴豆霜一钱　鸡内金三钱神曲三钱　大黄三钱　枳实一钱

【制法】　共为细末，米醋为丸，如绿豆大。

【用法】　三岁小儿每次服三粒

【出处】　韩庆发（《河南省中医秘方验方汇编》）。

四、疳积

疳积是由于喂养不当，或受其他疾病影响，致使脾胃功能受损，气液耗伤而逐渐形成的一种慢性病证。俗称"大肚痞"。

主要表现为形体消瘦，肚腹膨胀并有青筋，饮食异常，面黄发枯，精神萎靡或烦躁不安。5 岁以下小儿多见。

【主治】 小儿痞积。

【方药】 巴豆（炒去净油，以成霜为度）一粒

【用法】 用直径一寸五分的圆形青布一块，用蜜合巴豆面放在青布中央，四周放白面糊，贴在小儿囟上，过十日以后即出脓水，但不可去药，等过一个月后，药布自己脱落。

【出处】 怀安县袁守达（《十万金方》第三辑）。

【主治】 小儿痞积，腹内有块。

【方药】 鲜透骨草一大把

【制法】 连梗带叶捣烂（在臼内捣）。

【用法】 看患儿癖在何处，将药摊贴上面，外用布缠，点高香一炷香尽为度，将药取下但看贴处有无水泡，如有水泡用针刺破，如无水泡起不刺亦可为害。

【治验】 治无不愈。

【出处】 祁汉卿（《十万金方》第六辑）。

【主治】 小儿大肚子痞积（黑热病）。

【方药】 水红棵

【用法】 在不出穗以前拣用梗叶约两许，水煎服，日二次，以病块消化为度（效果好）。

【提示】 水红棵即水红子，其物生于小河边或水中，根红叶如柳，有辛辣味，俗名狗尾巴花，又称水蓬花。

【出处】 宁河县王致和（《十万金方》第十辑）。

【主治】 疳积腹痛。

【方药】 鸡内金二钱过煅

【用法】 研末，作二至三次米酒冲服。

【出处】 漳浦县佛坛公社东坂戴树木（《采风录》第一集）。

【主治】 疳积。

【方药】 怀山

【用法】 晒干研粉。日服三次，每次一钱，白糖适量，调和米汤送下。

【出处】 （《福建省中医验方》第四集）。

【主治】 疳积。

【方药】 癞虾蟆一个

【制法】 用黄泥包裹，置暗火煨焦，取出虾蟆研末。

【用法】　拌糖调食，连服二至三个可愈。

【出处】　大冶县（《湖北验方集锦》第一集）。

【主治】　疳积。

【方药】　苦楝子（又名金铃子）

【用法】　研末，每次服五分。

【出处】　南靖县灯塔社庄昭喜（《采风录》第一集）。

【主治】　疳积。

【方药】　蟑螂

【制法】　去头足翅，于猪油中熬热，以糖（最好黄糖）拌之。

【用法】　一次食五六个，总量约一百二十个左右，很有效验。

【出处】　邓冀全（《中医验方交流集》）。

【主治】　大肚痞。

【方药】　臭椿树皮五斤

【制法】　水煎三小时，去渣再熬成膏。

【用法】　先用姜搓痞处，再用布摊膏，加元寸五厘贴患处。

【出处】　安阳秦仑（《河南省中医秘方验方汇编》续一）。

【主治】　小儿疳积，以致面黄肌瘦。

【方药】　鹅不食草五钱

【制法】　研成细末，蒸鸡肝一两副。

【用法】　汤肉服用。

【出处】　胡玉森（《贵州民间方药集》增订本）。

【主治】　小儿疳积。

【方药】　柑子树叶七张

【制法】　蒸猪肝四两。

【用法】　汤肉服用。

【出处】　民间验方（《贵州民间方药集》增订本）。

【主治】　小儿体弱疳重，夜盲，朦胧不见人物。

【方药】　新鲜番薯叶约三四两

【用法】　水煮淡食其汤，数次立愈。

【出处】　福建省王铁丞（《浙江中医秘方验方集》第一
辑）。

【主治】　疳积。

【方药】　牛托鼻（即地枇杷，又名地胆草）三株

【用法】　炖猪肉服。

【出处】　永春县颜长广（《福建省中医验方》第三集）。

【主治】　疳积病。

【方药】　红莲子草四钱

【用法】　合鸡肝煮水，连服两三服。

【提示】　红莲子草，又名地锦草，或称网仔单，叶细
嫩，碧绿，茎红色，摘之有乳白汁注出。

【出处】　厦门市阮金銮（《福建省中医验方》第二集）。

【主治】　疳积病（食积伤食）。

【方药】　田苋菜五钱

【用法】　炖肉服。

【出处】　德化县李德标（《福建省中医验方》第二集）。

【主治】　小儿疳疾中末期，尤以末期疳疾效果更好。

【方药】　鸡肫（整的一具）不用剖开，用草纸打湿包裹，在火内烧熟，然后剖开，去掉内容物，专食鸡肫，放点盐助味也可以。

【用法】　小儿年幼可将鸡肫煨熟后，切成薄片，烘干为细末，混在乳汁或食汤中，给婴儿食用。用量应据儿童年龄，不可过多，六个月以下只食一个鸡肫的1/4，一岁以下1/3，二岁以上可吃整个鸡肫，均一日一次。

一般小儿共可吃20~30个鸡肫，病重腹大者可食40~50个。

【出处】　成都市张载滋（《四川省中医秘方验方》）。

【主治】　小儿疳积。

【方药】　夜合树根皮

【用法】　焙干研末，蒸肉吃。

【出处】　邵东县中医张曼谷（《湖南省中医单方验方》第一辑）。

【主治】　发热体瘦，腹大项细。

【方药】　全蝎（烘干为末）三钱

【用法】　每用精牛肉四两剁碎，加全蝎末少许作成肉团，逐日食之，以蝎末完为度。

【提示】 此方出自吴鞠通《温病条辨》卷六解儿难疳积论，谓治疳积有殊功。

【出处】 长沙市中医甘岳臣（《湖南省中医单方验方》第二辑）。

【主治】 小儿不论男女，疳积日久，肚大青筋，萎黄干枯，骨瘦如柴，精神不振，不思饮食，水谷不化，便泻等症。

【方药】 五倍子五钱　醋适量

【制法】 先将五倍子轧成极细面，用醋调如糊状，涂于黑色或蓝色布上（布约二寸），贴于病儿头上囟门部。

【用法】 剃去病见囟门部头发，净局部皮肤，贴上药，俟干即粘固，待自落。

【禁忌】 勿食生冷辛辣之物，以及不易消化食物。授乳之乳母亦忌。

【出处】 尚义县陈文敏（《十万金方》第一辑）。

【主治】 小儿痞块。

【方药】 江子三个　栀子七个

【制法】 共为细末。

【用法】 掺黄米面，和匀贴于病块上。

【出处】 赤城县东郊联合诊所（《十万金方》第三辑）。

【主治】 小儿疝气上眼。

【方药】 仙茅草一两　无娘藤一两

【制法】 焙干研细。

【用法】　蒸鱼或猪肉、鸡蛋等食均可，食后便下黑色即愈。

【出处】　潼南县傅迪光（《四川省医方采风录》第一辑）。

【主治】　小儿腹胀青筋（即疳疾病）。

【方药】　芒硝一钱　猪连贴一根

【用法】　将芒硝研细，抹在连贴上，再加花椒数粒，用菜叶包好，放微火内烧熟食，连服数次即愈。

【出处】　安县肖子泉（《四川省医方采风录》第一辑）。

【主治】　小儿肚腹膨胀，食积。

【方药】　芡实　丑牛各等分（数两至一斤）

【制法及用法】　上药各分作二份，以一份用水酒炒熟，焙干共研末，用砂糖调，每早空腹服，1~2岁每次服一钱五分，三岁服二钱，五岁服二钱五分，十二岁以上服三钱。服药后数小时即有腹泻现象，药性解后即止，服一二周见效。

【禁忌】　患泄泻病时忌服，并忌同时服泻药。

【出处】　宜春县卫协分会王义才（《江西省中医验方秘方集》第三集）。

【主治】　小儿大肚痞。

【方药】　核桃一斤　风化硝二两

【制法】　同煮加蜜拌匀。

【用法】　不拘时随便食。

【出处】　西安市中医进修班李道洋（《中医验方秘方汇集》）。

【主治】　小儿疳积。

【方药】　使君肉五钱　谷芽五钱

【制法】　共研细末。

【用法】　加红糖拌食之。

【出处】　郧县（《湖北验方集锦》第一集）。

【主治】　疳积（小儿肚大黄瘦）。

【方药】　干蟾蜍三只除足　大枣适量

【制法】　以香油将蟾蜍酥焦，研细，同大枣捣泥为丸，如龙眼大。

【用法】　每日服三次，每次服一丸。

【出处】　京山县（《湖北验方集锦》第一集）。

【主治】　小儿疳疾，腹泻白色溏粪。

【方药】　靛花（即小蓝打靛时缸口上收取的）二两　滑石一两

【制法】　共研细末。

【用法】　一至三岁每服二钱，四至五岁每服三至四钱。

【禁忌】　忌生冷油腻等不易消化食物。

【出处】　固始戴少元（《河南省中医秘方验方汇编》续二）。

【主治】　小儿疳积。

【方药】　萹蓄全草五钱　公鸡头五钱

【制法】　蒸瘦猪肉四两。

【用法】　汤肉服用。

【出处】　杨济中（《贵州民间方药集》增订本）。

【主治】　小儿疳积。

【方药】　煅鸽子屎二钱　猪肝四两

【制法】　将煅鸽子屎粉末，涂在猪肝上蒸熟。

【用法】　汤肉服用。

【出处】　杨济中（《贵州民间方药集》增订本）。

【主治】　小儿疳积。

【方药】　山高粱根（珍珠菜）三钱　鸡蛋一个

【制法】　将山高粱根研成细末，加水两小碗，再放入鸡蛋共同煎煮；待蛋熟后，将其外壳击破，再继续煎煮，使山高粱根药汁透入蛋中。

【用法】　汤及鸡蛋均服下。

【出处】　民间流行（《贵州民间方药集》增订本）。

【主治】　小儿疳积害目，眼目生翳，形体羸瘦。

【方药】　草决明三两晒干研末　生鸡肝二十个不落水

【用法】　鸡肝两个，和草决明末捣烂，稍加黄酒，饭上蒸熟服用。一日二次分服，服十日即效。

【提示】　腹大加炙鸡金五分。

【出处】　杭州市董浩（《浙江中医秘方验方集》第一辑）。

【主治】　疳积病。

【方药】　红石榴皮根一两　瘦猪肉一两

【用法】　炖服，连食三次。

【出处】　长汀县邱商川（《福建省中医验方》第二集）。

【主治】　十岁以下小儿，长期肚腹胀硬，肌肉消瘦，面色萎黄，形容憔悴，或能食，或不能食，头发脱落的。

【方药】　黄牛肉（切烂）四两　鸡内金（勿沾水）三个

【制法】　烘干研末，混合调匀，蒸熟作成丸剂。

【用法】　每服一至三钱，开水下，一日三次。

【出处】　荣昌县城关联合诊所（《四川省中医秘方验方》）。

【主治】　疳积，腹泄、口渴、头大、颈细、发落、衰弱。

【方药】　鲜蚌肉一斤　白糖二两

【用法】　先将蚌肉用冷开水洗净，放入白糖中浸一小时，其肉即慢慢缩小，用汤匙取汁服，每次服三匙，日三次，至愈为止。

【出处】　治湖工地中医（《湖南省中医单方验方》第一辑）。

【主治】　疳积，食滞、腹大、泄泻。

【方药】　野落花生苗（即化食草）三两　鸡蛋一个

【用法】　同煮，去渣，吃水及蛋，连服三次。

【出处】　宁乡县中医（《湖南省中医单方验方》第一辑）。

【主治】　小儿疳积，羸弱腹大满硬，消化不良。

【方药】　鹅不食草（地胡椒）　半边莲各二钱

【用法】　研末，以鲜猪肝数片拌药末，放饭上蒸熟食之。

【出处】　泸溪县中医姚云程、向文燕（《湖南省中医单方验方》第二辑）。

【主治】　小儿疳积消瘦，消化不良。

【方药】　水马齿苋　黄牛肉各适量

【用法】　炖汤服。

【出处】　大庸县中医唐子平（《湖南省中医单方验方》第二辑）。

【主治】　小儿疳积，肛腹胀大，腹时痛，消化不良。

【方药】　鸡蛋一枚　白醋四两

【用法】　共煮半根香之久，其蛋壳自溶化，取蛋食之，每七天服一次，连服。

【出处】　湘阴县中医周南一（《湖南省中医单方验方》第二辑）。

【主治】　小儿疳积，腹大消瘦，消化不良，大便不正常。

【方药】　车前草蔸（不用叶）　鸡肝

【用法】　一至二岁用五个，三至五岁用七个，七岁以上用十一个，蒸鸡肝吃。

【出处】　邵阳县中医陈锡珍（《湖南省中医单方验方》第二辑）。

【主治】　小儿饮食伤脾，腹大青筋。

【方药】　桃仁七粒　杏仁七粒　栀子七粒

【制法】　以上共为细末，用白面五钱合前药混合，再用冷水合起如饼，分两块。

【用法】　贴在手足心，用布包好，男左女右。病重者三剂愈，贴后服白术散一两，效果更好。

　　【出处】　张北县韩登辂（《十万金方》第一辑）。

　　【主治】　虫积、食积，面黄肌瘦。

　　【方药】　猪肝一个　使君子三钱　苍术三钱

　　【用法】　将使君子、苍术为末，入猪肝内煮熟食之。每服三钱，一日三次。

　　【出处】　张卿村张子堂（《祁州中医验方集锦》第一辑）。

　　【主治】　小儿肚腹膨大，有痞块。

　　【方药】　黑矾三钱　樟脑三钱　川姜三钱

　　【制法】　共为细末，白公鸡血调匀。

　　【用法】　摊布上贴于痞块处。

　　【出处】　沽源县（《十万金方》第一辑）。

　　【主治】　痞块。

　　【方药】　鸡内金　槟榔　枳实各一钱

　　【制法】　米面糊为丸，如豌豆大。

　　【用法】　三岁每服五丸，日二次，白水送下。

　　【出处】　获鹿县张玉会（《十万金方》第三辑）。

　　【主治】　小儿积滞，面黄肌瘦，不思饮食，心胸腹胀满，消化不良。

　　【方名】　山楂糖

　　【方药】　山楂（炒焦）一两　巴豆（用花生油灯烧成炭）二个白糖五钱

【制法】 共为细面。

【用法】 每服四分，白水送下。据小儿年龄大小酌量加减。

【治验】 本方功能消化积滞停食，健脾强胃。此药治愈小儿无数，效力颇佳。

【出处】 宁晋县李藏行（《十万金方》第六辑）。

【主治】 专治小儿疳疾，面黄食少，肌热疳虫、疳痢。

【方名】 麝香丸

【方药】 麝香二分　芦荟二分　胡黄连四分

【制法】 共为细末，水和为小丸，如黄豆粒大。

【用法】 小儿一岁，每次服三丸。三岁以上，每次服五至七丸，一日三次，以人参少许，煎汤送下。

【出处】 保定市李国培（《十万金方》第十辑）。

【主治】 疳积。

【方药】 雷丸　鹤虱子　夜明砂各二钱

【用法】 共研末，调服。

【出处】 漳浦县赤湖湖西（《采风录》第一集）。

【主治】 小儿痞积，腹大青筋，面黄肌瘦，时常微烧。

【方药】 青蛙二个　砂王三钱　紫蔻仁三钱

【制法】 将砂王、蔻仁研为细末，装在青蛙口内，用泥将青蛙包住，放炭火内烧干透去泥，将青蛙和药共研细末。

【用法】 每服一钱，每天服一次，开水送下，服完为度，慢慢热就退，症状减轻，以至痊愈。

【提示】　服药后肚发响。

【针刺】　服药后，针刺内关穴与痞块处一次，以免病愈复发。

【出处】　洛专贾聚永（《河南省中医秘方验方汇编》续一）。

【主治】　小儿痞积面黄无力。

【方药】　藕两节　白糖二两　蜜四两

【制法】　把白糖及蜜装藕内，用面糊糊住藕孔，用火烧熟。

【用法】　把藕吃了，连吃三四次即愈。

【出处】　商专张连峰（《河南省中医秘方验方汇编》续二）。

【主治】　小儿腹胀青筋（即疳疾病）。

【方药】　牵牛子一两　马槟榔（去壳）一两　雄黄三钱

【用法】　共研细末。每次服一至二钱，用白开水送下。

【出处】　北川县中医代表会（《四川省医方采风录》第一辑）。

【主治】　小儿疳症，腹大、面黄肌瘦、怯弱危困者。

【方药】　君子肉五钱　榧子肉五钱　木鳖子肉五钱

【制法】　炒焦研末，以水调为丸，如龙眼肉大，取一鸡蛋打破小孔，将丸放入调匀，用湿纸封口，放饭上蒸熟。

【用法】　空心食之。

【出处】　沔阳县（《湖北验方集锦》第一集）。

【主治】　小儿萎黄及疳积。

【方药】　醋炒青矾（研）二两　　陈老米（炒研为末）半升　　黑大枣（煮烂去核）半斤

【制法及用法】　将枣肉捣烂，合前两味药做成小丸，如绿豆大．视小儿年龄，每次服二至四分，陆续服至一两为止。如大人黄肿，用量酌加，可服至二两为止。

【治验】　胡姓女孩，3岁，腹胀两月余，面黄肌瘦，精神萎靡，食少，指纹淡，常有泄泻，久医无效，服此丸总量未到一半，诸恙大减，面色渐华，以后将原服分量减半继续服用，完全告愈，发育如常。

【出处】　江西中医学院江云诚（《锦方实验录》）。

【主治】　疳积病。

【方药】　红莲子草　麦芽　山楂

【用法】　水煎，日服两三次。

【提示】　①单用麦芽、山楂，也可收效。

②红莲子草，即地绵草，亦名乳草。

【出处】　厦门市阮金銮（《福建省中医验方》第二集）。

【主治】　小儿疳积。

【方药】　秋葵子八两　鸡内金十个　煅石决五钱

【用法】　将秋葵子、鸡内金用微火炒黄，和石决共研细末过筛，瓶贮备用。每次用药末两钱，和瘦猪肉或猪肝肉蒸吃。

【出处】　芷江县中医洪世霖（《湖南省中医单方验方》第一辑）。

【主治】　疳积攻目。

【方药】　青葙子　向日葵　苋菜子各等分

【用法】　共研成细末，每取一钱和猪肝蒸吃。

【出处】　湘乡县中医刘伟刚（《湖南省中医单方验方》第一辑）。

【主治】　小儿疳积，肌肉消瘦，腹部膨胀，宿食不化，营养不良，眼珠起膜，视物不明。

【方药】　炒怀山一两　炒米仁　密蒙花各三钱

【制法】　上药共研极细末，用鲜猪肝拌药末，放置碗内蒸熟食之。如无鲜猪肝，可用熟猪肝二三两焙燥，同上药研细末调服亦可。

【用法】　一至二岁的患儿，每服一钱五分；二至五岁，每服二至三钱。如与熟猪肝研末，则剂量加倍，用米粥调或加白糖亦可。

【治验】　董某某，男，5岁，东安县流坑村人，两目起膜，视物模糊，肌肉消瘦，肚腹膨胀。用此方一剂分作七天量，用鲜猪肝拌药蒸熟食之，痊愈。

【出处】　乐安县人民医院董文祥（《锦方实验录》）。

【主治】　腹大羸瘦，消化不良，大便白色而臭，烦躁，耳后生疡，双目生翳。

【方药】　使君子肉一两　雷丸一两　苍术一两

【用法】　雷丸、苍术二味同煮四十五沸，去苍术不用，雷丸焙干，与使君子肉共研细末，磁瓶收储。以不下水鸡肝一付，入药粉一钱和匀，放饭面上蒸熟服，重者服七八次，轻者服二三次即愈。

【出处】 益阳县中医陈一中、王成春（《湖南省中医单方验方》第二辑）。

【主治】 小儿疳积，消渴羸瘦，不思饮食，大便不调，小便最多，面黄，目青，腹现青筋，热在五心及头额。

【方药】 ①石燕一两煅过，用醋淬后研成末，用猪肝四两，将石燕粉撒入猪肝内；另用谷精草三钱，同蒸水服。

②山栀二两，灰面二两，桃仁二钱，皮硝四钱，葱子五个，用鸡蛋白及蜜糖调成饼，敷肚脐周围，约二十四小时久。

【出处】 常宁县衡头中医吴洪琳（《湖南省中医单方验方》第二辑）。

【主治】 小儿痞块等症。

【方药】 大皂子一个 大蛴螬一个 鸡蛋清少许 白面一钱

【制法】 共捣为泥。

【用法】 摊布上贴顶囟（鸡蛋清以调药适当为度）。

【出处】 束鹿县赵维新（《十万金方》第一辑）。

【主治】 小儿消化不良，腹胀肚大，青筋暴露，时痛便稀，不欲食。

【方药】 栀子三钱 芒硝三钱 杏仁二钱 葱白七寸（一寸一节）

【制法】 将以上三味药研面，用葱白捣烂如泥状，再搅白面陈醋调和成膏，贴之。

【用法】 贴肚脐七日。

【出处】 张专涿鹿县杨隐之（《十万金方》第三辑）。

【主治】 痞疾。

【方名】 鸡肝丸

【方药】 明雄黄　使君子　雷丸（去皮）各一钱　白雄鸡
肝一具

【制法】 把鸡肝用竹刀切碎，蒸熟，与上三味药之细面
共捣为丸，如绿豆大。

【用法】 每次十丸，每日一次，白水送下。

【出处】 获鹿县兰孟云（《十万金方》第三辑）。

【主治】 小儿发热，消化不良，食积腹大、腹满泄泻。

【方名】 四物肥儿散

【方药】 川连　神曲　芜荑各等分　麦芽适量

【制法】 共研极细末。

【用法】 白水冲服，五岁以上者一次服五分，五岁以下
者酌减，日三次。

【治验】 赵怀章小孩受热、肚大青筋，消化不良，腹
泻，服此药三天后病减，一周痊愈。此外还治愈多人，不及
例举。

【出处】 唐县大魏庄赵世忠（《十万金方》第十辑）。

【主治】 小儿痞块，饮食积滞，腹大如鼓，皮肤干燥，头
发脱落，食物不化，大便不正常，形体消瘦，面黄纯白等症。

【方药】 鲜羊肝一具　海螵蛸三钱　五谷虫三钱　牡蛎三钱

【制法】 把后三味药研成细面，与羊肝放在砂锅内熬
煮，以无水为度，取出阴干研末。每日服三次，三日服完。

【出处】 石家庄邵长冷（《十万金方》第十辑）。

【主治】　小儿胀肚（疳积）。

【方药】　巴豆皮一钱　草果仁三钱　炒枳壳三钱　莱菔子（炒）三钱

【制法】　共研细末。

【用法】　三至四岁小儿每次服一分（其余年龄大小酌用），白开水送下。

【出处】　涉县李文晓（《十万金方》第十辑）。

【主治】　疳积。

【方药】　雷丸二钱　使君子二钱　麦芽一钱　苏怀山一钱

【用法】　研末，和鸡蛋一粒，炒赤服。

【出处】　长泰县溪园谢梦奇（《采风录》第一集）。

【主治】　小儿面黄肚大，痞积发黄，大人也可用。

【方药】　皂矾一两　发面酵头四两　核桃仁七个　大枣（去核焙焦）七个

【制法】　先用发面将皂矾包住，笼内蒸熟后，切片焙干，合枣及胡桃仁共为细末，炼蜜为丸弹子大。

【用法】　每日服一丸，茵陈蒿汤送下。

【出处】　洛专张子善（《河南省中医秘方验方汇编》续一）。

【主治】　疳积（面黄肌瘦，微烧，倦怠，腹胀作疼，食欲不振）。

【方药】　雄黄四钱　大白一两　使君子仁一两　牡蛎粉四钱

【制法】　共为细末。

【用法】　三岁以上小儿，每服二钱，早饭前神曲汤送下。

【出处】　唐河卫协会（《河南省中医秘方验方汇编》续一）。

【主治】　小儿黄瘦，脾脏肿大，鼻内不断流血，发虚热。

【方药】　炒鳖甲一两　炒龟板一两　炒山甲八钱　云南桂五钱

【制法】　共为细末。

【用法】　每服二钱，用黑豆开水送下，日服三次（此系四五岁小儿日用量，五岁以上，一料分五天吃完），三料可愈。

【禁忌】　忌生冷发物两年。

【出处】　商专孔祥升（《河南省中医秘方验方汇编》续二）。

【主治】　毛发竖立，面色发亮，干燥带黄，重则发青黄色，肋下有块。

【方药】　使君仁五钱　苍术三钱　雷丸三钱　白公鸡肝一个

【制法及用法】　先将雷丸、苍术同煮，煮透去苍术不用，将雷丸焙干，同使君子仁共研细末，将鸡肝（不落水，忌铁器）和前药末，并小米二钱，三味共合一处放磁盘内，用砂锅蒸一炷香时间，晾干研末。放饭内或馍内，或开水中冲服都可，每次五分。

【禁忌】　生冷、油食。

【出处】 襄汾县梁振东（《山西省中医验方秘方汇集》第二辑）。

【主治】 疳积。
【方药】 胡连一钱 鸡内金三钱 雷丸三钱 使君肉三钱
【制法】 水煎。
【用法】 内服。
【出处】 郧县（《湖北验方集锦》第一集）。

【主治】 小儿疳积。
【方药】 鸡内金一两 五谷虫一两 青黛二钱 穿山甲二钱
【制法】 共研极细末。
【用法】 用开水冲服，二岁以下者，每次五分；二岁至五岁，每次一钱；五岁以上者，每次二钱。
【出处】 西安市中医进修班裴一民（《中医验方秘方汇集》）。

【主治】 小儿痞块。
【方药】 蜈蚣三条 血力花三钱 炮山甲三钱 海马二钱
【制法】 共为细末，装入羊膀胱内，另装入大曲酒一斤，将膀胱口扎住。
【用法】 将羊膀胱放在痞块上，捆着七日全愈。
【出处】 信阳李德俊（《河南省中医秘方验方汇编》续二）。

【主治】　小儿痞疾。

【方药】　鸡内金一百个　朱砂一两　炮山甲一两　牙猪肝一叶晒干

【制法】　共为细末，过箩。

【用法】　每服三钱，开水送下，或做焦馍吃亦可。

【出处】　商专李德俊（《河南省中医秘方验方汇编》续二）。

【主治】　小儿疳症。

【方药】　煅龙骨一钱　煅蛤粉一钱　煅珍珠五分　冰片五分

【用法】　共为细面，用热浆豆腐敷其上；亦可内服。一至三月者每服一二分，一至二岁者每服三五分。

【出处】　海龙县张永富（《吉林省中医验方秘方汇编》第三辑）。

【主治】　小儿大病后尤以痞硬，面黄肌瘦，消化不良。

【方药】　人参八钱　冬虫草八钱　石脑八钱　铁粉五钱

【制法】　蜜制为丸。

【用法】　一岁内的小儿每服二分，其余酌量增加。

【出处】　杨哲（《河南省中医秘方验方汇编》）。

【主治】　小儿大肚痞。

【方药】　大黄一两　附子三钱　炮姜五钱　鳖甲八钱

【制法】　共为细末。

【用法】　三岁者每日服二次，每次一钱，空心开水送下。

【出处】　马聚远（《河南省中医秘方验方汇编》）。

【主治】 疳积病。

【方药】 雷丸五钱　苍术三钱　使君子肉焙，五钱　鸡肝一具

【用法】 雷丸、苍术二味同米糠五钱炒，至雷丸呈赤色，去米糠、苍术；将雷丸和使君子肉研末，装入鸡肝内，炖熟，食鸡肝。应食两三次。

【提示】 禁忌油脂、瓜果、糖、饼等类。

【出处】 漳平县卫生工作者协会（《福建省中医验方》第二集）。

【主治】 小儿脾虚肿胀，肚大青筋，腹泄肌瘦。

【方药】 羊肝一具　内金五钱　君子五钱　焦术四钱　三棱二钱　文术一钱

【制法】 羊肝用火焙干，与药共为细面。

【用法】 日服两次，每次一钱。

【出处】 涿县李汉德（《十万金方》第六辑）。

【主治】 小儿疳积，面黄消瘦、腹大便泄、二目羞明及虫积。

【方药】 雷丸三钱　君子仁三钱　苍术三钱　朱砂三钱　新鸡肝一具

【制法】 将四味药共研细面，鸡肝捣烂和匀，蒸熟食之。

【用法】 早晚服之。

【出处】 唐山市杨锡纯（《十万金方》第十辑）。

【主治】 疳积，目生云翳。

【方名】 鸡肝散

【方药】 熏赭石一钱　朱砂一分　炉甘石一钱　大梅片一厘
鸡肝一具

【制法】 将药研成细末，鸡肝一具用竹刀剖开，放入药
内，扎好煮熟。

【用法】 一日吃一个鸡肝，连吃几天。一目生翳连吃十
五天，两目生翳连吃三十天，云翳自退。

【治验】 保定康家胡同肖玉兰女患此症，经服本方
而愈。

【出处】 安国县高天佑（《十万金方》第十辑）。

【主治】 小儿食积痞块，腹大硬满，饮食减少，大便
失常。

【方名】 消痞散

【方药】 大蜈蚣（焙存性）一条　神曲（炒）三两　二丑（炒）
三钱　鸡内金二钱　麦芽一钱

【制法】 共为细面，合白面（适量）烙焦饼。

【用法】 随时服用。

【治验】 实满体壮者百发百中，服药后大便微泻，病块
自消，虚弱或肠鸣者无效。

【出处】 滦县魏绍伯（《十万金方》第十辑）。

【主治】 小儿疳疾，体瘦肚大，吃东西很多，愈吃愈瘦。

【方名】 疳疾膏

【方药】 生杏仁七个　生桃仁七个　生巴豆仁七个　飞罗

面少许　小枣（去核）七个

【制法】　将上药共捣如泥，再用好醋搅均摊在白布上，贴在肚脐上，用绷带扎好，只贴二十四小时，把药起下来，见贴药处发青色，等青色没有了以后，再给他贴一次，按此法贴三次即愈。

【出处】　保定市精神病院郑喜贵（《十万金方》第十辑）。

【主治】　疳积。

【方药】　生姜一片　榧实子十粒　花椒十四粒　乌梅一粒　乌糖少许

【用法】　水煎服，每月服一次。

【出处】　南靖县红旗社郑亚城（《采风录》第一集）。

【主治】　疳积。

【方药】　金锁匙　青葙子　合精　使君子　海蛤粉各一钱

【用法】　煮猪肝服，每月服二次。

【出处】　长泰县城关黄松耀（《采风录》第一集）。

【主治】　疳积。

【方药】　怀山一两　赤石脂（微炒黄为度）二钱　藿香叶二钱　滑石八钱　甘草粉一钱五分

【用法】　合研细末。一至三岁小儿，日服三钱。分五至六次冲开水，或配合其他药引亦可。

【出处】　莆田县石壶青乡联合诊所唐开煌（《福建省中

医验方》第四集）。

【主治】　痞块食积。

【方药】　巴霜五钱　郁金四钱　全虫（炒黄，去毒足）三钱　炒山甲五片　蜈蚣（去头足，炒黄）三条

【制法】　共为细末。

【用法】　二三岁小儿每服五厘，用鸡蛋一个去清，入药末面包煨熟，早晨空心吃（不可多用）。

【出处】　南乐张占三（《河南省中医秘方验方汇编》续一）。

【主治】　小儿疳积。

【方药】　鸡矢藤　草鞋板　娃娃拳　家蓼子花　糯米草根各五钱

【用法】　炖鸡汤服，不放盐。

【提示】　鸡矢藤甘温，清补脾胃；草鞋板消食理气，化积聚痞气，健补脾胃；娃娃拳清虚热，健脾胃；家蓼子花消食，健脾胃，杀虫解毒；糯米草根健脾补虚。本方和平有效，可以采用。

【出处】　傅建之（《成都市中医验方秘方集》第一集）。

【主治】　小儿疳积，面色苍白，日久不愈者。

【方药】　党参四钱　白术　君子　干姜各三钱　甘草二钱

【制法】　碾面，炼蜜为丸或水煎均可。

【用法】　内服。

【出处】　吴开富（《中医采风录》第一集）。

【主治】　小儿疳积。

【方药】　海蛤粉　雷丸　木宅草　使君子　刺七厘各等分

【制法及用法】　以上五味共为细末存性，再取猪肝二三两用竹刀切开，内放药末一钱，将肝放于碗内，用开水浸入，再放在饭上蒸熟，连汤肝服下。

【出处】　刘光熹（《崇仁县中医座谈录》第一辑）。

【主治】　腹中痞块，消化不良，午后发烧，身体消瘦，或无积块而逐渐消瘦者。

【方药】　醋鳖甲二两　鸡内金二两　瓦楞子一两　红糖蜂蜜各六两

【制法】　以上三味，共为细末，用净锅添三大碗水烧开后，入药末熬一二沸，入糖蜜二味再熬如稀粥状，俟冷在磁罐内封口待用。

【用法】　每早晚用白开水溶服一汤匙；五岁以上至十二岁者，可服二三匙。

【出处】　西安市中医进修班杨明轩（《中医验方秘方汇集》）。

【主治】　小儿疳积。

【方药】　神曲一两　使君肉五钱　鸡内金五钱　核桃七个光三药一钱

【制法】　研细，拌红糖。

【用法】　开水送下二钱。

【出处】　郧县（《湖北验方集锦》第一集）。

【主治】　小儿食积、疳积、痞气。

【方药】　水红子　内金　神曲　麦芽　焦榔各等分

【用法】　为末，每服一钱，白水送下。

【出处】　桦甸县（《吉林省中医验方秘方汇编》第三辑）。

【主治】　积症。

【方药】　肥儿散：鸡内金一两　海螵蛸五钱　使君子五钱　山栀（炒）五钱　上辰砂一钱

【用法】　共研细末，一岁内每服五分，一岁以上幼儿每服一钱。

【出处】　小桥职工医院林世芳（《中医验方汇编》）。

【主治】　小儿疳症。

【方药】　龙骨三钱　象皮三钱　川连三钱　朱砂一钱　冰片五分

【用法】　共为极细面，每服二分。

【出处】　磐石县靳义公（《吉林省中医验方秘方汇编》第三辑）。

【主治】　小儿疳症。

【方药】　珍珠一钱　煅石决明一两　朱砂五钱　儿茶三钱　冰片五分

【用法】　共为细面，每服二分，日二次，早晚服，开水送下。如患肠炎泄泻严重者，须先治腹泻后，再用此药。

【出处】　长春中医学院张辑五（《吉林省中医验方秘方

汇编》第三辑）。

【主治】 小儿疳痢，腹部胀大，时常疼痛，饮食不正常，精神疲倦，服驱虫药而不下虫者。

【方药】 酒药一个 芒硝二钱 杏仁三钱 栀子一钱 使君子七个

【用法】 共研细末，茶水调敷肚脐，敷后如肚皮青色，隔一星期再敷一次，须肚皮变红色不再敷。

【出处】 宁乡道林中医汤志云（《湖南省中医单方验方》第二辑）。

【主治】 小儿疳疾。

【方名】 小儿疳疾药

【方药】 金精石一两五钱 白蔻四钱 银精石一两五钱 茯苓一两五钱 五谷虫二两 苡仁二两二钱 夜明砂一两五钱 芡实一两五钱 楂肉八钱 谷麦芽一两五钱

【用法】 共研细末，早晚蒸鸡肝食。

【禁忌】 生冷及不易消化食物。

【提示】 本方具健脾消疳作用，鸡肝补益，故有一定疗效。

【出处】 吴文斋（《成都市中医验方秘方集》第一集）。

【主治】 小儿痞积病块。

【方药】 栀子 胡椒 朴硝各三钱 杏仁七、八个 酵子半斤 葱白四两

【制法】 以上共捣如稀粥状。

【用法】 外用，摊乌青布上，贴七八日即愈。

【出处】 晋县中医进修学校（《十万金方》第三辑）。

【主治】 大肚痞积（肚大青筋，面黄肌瘦，四肢无力）。

【方药】 白鸽子（不要杂毛的）一对 黑白丑五钱 焦三仙一两五钱 三棱五钱 文术五钱 生绵纹五钱

【制法及用法】 先将鸽子杀死，去毛去杂，再将诸药捣烂入鸽腹内，用线缝好，再用黄泥将鸽包好用火烧熟，只吃鸽子肉，不吃肚内药。五岁者吃一对即愈，十岁者吃二对即愈，俱用白水送下，服后并无任何不良反应。

【治验】 安国县霍庄村王老生之子患此症，经用此药而愈。

【出处】 东安国城村刘宝奎（《祁州中医验方集锦》第一辑）。

【主治】 疳积。

【方药】 三棱三钱 文术三钱 腹毛三钱 大白三钱 芒硝三钱 核桃仁半斤

【制法】 将药和核桃仁，共放锅内加水煮，以水干为度，取出核桃仁备用。

【用法】 每早吃二三钱。

【出处】 唐河卫协会（《河南省中医秘方验方汇编》续一）。

【主治】 小儿痞块，两三期不定时发热，肚大青筋。

【方药】 葱白八两 大蒜八两 朴硝八两 大黄末四两 生

姜四两　肥皂四两

【制法】　共捣如泥，用锅熬之为膏。

【用法】　将膏摊布上贴患处，用带扎住。

【出处】　商专刘茂松（《河南省中医秘方验方汇编》续二）。

【主治】　小儿疳积，面黄肌瘦，大便不匀，发烧咳嗽。

【方药】　胡黄连二钱　天竺黄二钱　芦荟二钱　青黛一钱半　建曲二钱　鸡内金一钱半

【制法及用法】　以上药共研细面，三岁小儿每服一钱，白开水送下。

【出处】　保德县刘韶九（《山西省中医验方秘方汇集》第二辑）。

【主治】　小儿疳证，面黄肌瘦。

【方药】　使君子仁一钱　川黄连一钱　五谷虫一钱　夜明砂一钱　黑矾一钱　诃子一钱

【用法】　用醋浸一夜，次日加水一碗，再加大枣三枚，煎至五分之一，温服。连服二剂后，加倍分量，共为细末，每服一钱。五岁以下小儿酌减。

【出处】　灵石蔡锁周（《山西省中医验方秘方汇集》第三辑）。

【主治】　小儿面黄饥肿，肚腹坚硬。

【方药】　木香一钱　槟榔二钱　二丑各三钱　枳壳一钱半

【用法】　水煎服。

【出处】 昔阳吴增寿（《山西省中医验方秘方汇集》第三辑）。

【主治】 小儿疳疾。

【方药】 使君子三钱　鸡内金三钱　香附五钱　麦芽二钱　贯众三钱　雷丸三钱　蒙花二钱　小茴一钱

【用法】 用水煎服。

【出处】 开县中西医代表会（《四川省医方采风录》第一辑）。

【主治】 小儿疳气上眼。

【方药】 鸡矢藤五钱　过路黄五钱　左转藤五钱　笔筒草五钱　草鞋板五钱　豆腐根五钱

【用法】 炖子鸡服，加青盐二至三钱。

【出处】 什邡中医代表会（《四川省医方采风录》第一辑）。

【主治】 小儿疳火，目生云翳。

【方药】 使君肉　芦荟　月石　谷精草　甘草各一钱半　青黛一钱

【制法】 共为细末，同猪肝煮熟。

【用法】 分一至三次食完。

【出处】 沔阳县（《湖北验方集锦》第一集）。

【主治】 小儿疳积。

【方药】 核桃仁七个　小枣七个　栀子四两　朴硝二两　白

面二两　白米四两

【用法】　将药共为细末和匀，白米饭捣为膏，贴于脐上。七天为止。

【出处】　焦庄王林祥（《祁州中医验方集锦》第一辑）。

【主治】　小儿疳积，肚大青筋。

【方药】　甲珠二钱　蜈蚣（焙黄）一条　木鳖子仁（焙黄）二钱　鸡中金二钱　炒山药三钱　炒扁豆三钱

【制法】　共为细末，每用二三分装入鸡蛋内，面包煨熟。

【用法】　将药蛋食之，食后多喝开水（此是三岁儿童量）。

【提示】　方中木鳖子仁有毒，用量宜慎。

【出处】　新专庞启凡（《河南省中医秘方验方汇编》续二）。

【主治】　疳积，消化不良。

【方药】　鸽粪少许　芦荟　芜荑各一钱

【用法】　蒸猪肝吃。

【出处】　宁乡县中医（《湖南省中医单方验方》第一辑）。

【主治】　疳积，眼睛生翳、视力减退。

【方药】　炉甘石二钱　石决明三钱　乌贼骨一钱半　滑石二钱　雄精四分　梅片一分

【用法】　共研细末，每次一钱，蒸猪肝或鸡肝吃。

【出处】　郑县中医张光汉（《湖南省中医单方验方》第一辑）。

【主治】　小儿疳积

【方药】　天竺黄四分　明天麻四分　牛黄六厘　全蝎（去头足焙黄）一个　僵蚕（炒黄）五分　朱砂四分　冰片六分　胆星二分　黄连四分　甘草六分

【制法】　共为细末，用白面一斤、白糖二两混合，一起蒸成饼，烧干为末。每日服三次每次二分

【治验】　杨贵小孩4岁，全身发疲，体无力，胸腹胀满，呼吸短促，有时发烧，消化不良，睡卧不安，服三剂痊愈。

【出处】　（《十万金方》第一辑）。

【主治】　小儿肚胀青筋，肚痛，不思饮食，面黄饥瘦，时常发烧，疳积虫积。

【方名】　肥儿散

【方药】　党参　苡仁　六曲　云苓　山药　焦山楂各六钱　建莲子　芡实各五钱　炒麦芽六钱　砂仁四钱　鸡内金（焙）四钱　扁豆六钱　君子仁（焙）六钱

【用法】　共研细末，红糖为引，用米汤调服，每日早晨空心时服。三至五岁，一次服五分；六岁至十岁，一次服一钱；十一岁至十五岁，一次服一钱五分，服至二十日即愈。

【禁忌】　忌食生冷与难消化的食品。

【治验】　赤城县桃阳村白文秀，男，4岁，患病已有八个月之久。症状：面黄肌瘦、发烧、腹痛，有时呕泻，用此方吃了二十多天痊愈，现在肥胖。

【出处】　赤城县何太常（《十万金方》第一辑）。

【主治】　小儿腹大痞块，面黄肌瘦，腹有硬块积聚等症。

【方名】　贴小儿痞疾方

【方药】　麝香_{一分}　阿魏_{三钱}　水红花_{五钱}　大黄_{五钱}　当归尾_{五钱}　急性子（即指甲草花子）_{五钱}　甘草_{五钱}

【制法】　以上共为细末。

【用法】　用酒拌匀，装在猪尿胞内扎住口，敷在神阙穴（肚脐）。

【出处】　延庆县吴廷藻（《十万金方》第一辑）。

【主治】　五疳痞块。

【方名】　芦连消疳丸

【方药】　芦荟　胡黄连　黄连　芜荑　槟榔_{各五钱}　白术　茯苓　当归_{各二两}　白芍_{八钱}　人参　神曲_{各六钱}　甘草_{四两}　山楂　君子仁_{各七钱}　鸡内金　建曲_{各八钱}

【制法】　共为细末，水丸。

【用法】　每服五分，每日早晚各一次，米汤送下。

【出处】　获鹿县董志梅（《十万金方》第三辑）。

【主治】　小儿肚大青筋，骨瘦毛焦，泄泻不止。

【方药】　蜣螂　五谷虫　水红花　鸡冠子花　史君子　鸡内金　白扁豆_{各等分}

【制法】　共为细面。

【用法】　每日清晨用药面一匙，水煎，加黑糖冲服，重者可早晚两次服。

【出处】　获鹿县张景山（《十万金方》第三辑）。

【主治】　小儿大肚子痞。

【方药】　胡连　丹皮　内金　槟榔　川军　三棱　莪术　骨皮　柴胡各一钱

【用法】　水适量煎服，按儿年龄、剂量大小，临时酌定之。

【出处】　涿县林穴屯保健站（《十万金方》第六辑）。

【主治】　小儿痞块。

【方药】　大枣七个　杏仁七个　朴硝二钱　栀子三钱　葱白三寸　黄酒檀一钱　蜂蜜一盅　鸡蛋清两个　飞罗曲一盅

【制法】　共捣为泥，摊在荷叶上。

【用法】　贴肚脐一日夜，取下。

【治验】　一付即愈。

【出处】　商都贾老洪（《十万金方》第六辑）。

【主治】　治五疳食积，肚大青筋，发热腹泻。

【方名】　食积散

【方药】　芦荟三钱　炒白术四钱　香附四钱　内金三钱　山楂四钱　榔片三钱　神曲三钱　枳实三钱　川军四钱　黄芩三钱

【制法】　共为细末。

【用法】　早晚空心服，每次一钱，白水送下。

【治验】　侯子英小女儿患此症，服他药不效，用此方治愈。

【出处】　峰峰李万祥（《十万金方》第十辑）。

【主治】　小儿肚大青筋，面黄肌瘦。

【方名】　消疳散

【方药】 白丑一两　焦槟片一两　莱菔子一两　枳实五钱　三棱一钱半　莪术一钱半　大黄一两半　焦曲一两　元明粉一两　青皮四钱　滑石一两　吴萸二钱　鸡内金二钱　芦荟二钱　黑丑一两　砂王三钱　良姜四钱　沉香二钱

【制法】 共为细末。

【用法】 1岁以内者，日服三次（早午晚），每次一分。1岁至4岁者，每次二分。4岁至8岁者，每次三分。11岁至十二岁者，每次四分。成人每次一钱五分。

【治验】 1951年春季，丰宁县塔沟村张环女七岁，经西医诊断为"百日咳"，后服此药而愈。本方还治愈多人。

【出处】 丰宁县刘铭玖、刘延寿（《十万金方》第十辑）。

【主治】 小儿肚大青筋，食乳停积，面黄肌瘦，眼睑浮肿。

【方药】 水红花子一两　五谷虫五钱　建莲子四钱　使君子四钱　陈皮三钱　青皮三钱　焦山楂四钱　神曲三钱　槟榔三钱　枳壳三钱　内金三钱　甘草三钱

【制法】 为细末，引用红砂糖。

【用法】 米汤冲服。日服三次，每次服五分（以三岁小儿之量），如年龄大者可酌情加之。

【出处】 围场县温如山（《十万金方》第十辑）。

【主治】 疳积伤目，畏光喜暗，不敢睁眼，将近失明，云膜返睛。

【方名】 消积散

【方药】 煅石决明一两半　煅炉甘石（童便浸泡）五钱　滑石

粉五钱　海螵蛸（去壳）五钱　雄精三钱　大片砂一钱　冰片五分

【制法】　前四味药共研细末，再入雄黄、大片砂、冰片合研极细末，收贮。

【用法】　2~3岁每次服三分，4~5岁服四分，6~7岁服五分。每包药末用不溶水的鸡肝一个，竹刀剥开，把药面撒在里面，放在碗里，蒸熟，每日吃一次，三五日即效。

【治验】　李万春的小孩肚大青筋，面黄肌瘦，两眼要失明，连服此药四次，所有症状痊愈。

【出处】　滦县李广云（《十万金方》第十辑）。

【主治】　小儿大肚子痞，发烧发冷，面黄肌瘦，虫积。

【方名】　消痞散

【方药】　二丑三钱　茯苓二钱　甘草二钱　焦四仙四钱　使君子五钱　雷丸二钱　芜荑二钱　三棱一钱　莪术一钱　白术二钱　枳壳二钱　人参二钱

【制法】　共轧为细面。

【用法】　每日早晚各用白开水送下一钱。

【出处】　保定市牛克田（《十万金方》第十辑）。

【主治】　小儿骨蒸潮热，肌瘦如柴，形成疳积。

【方药】　党参三钱　茯苓四钱　白术三钱　胡莲二钱　内金二钱　砂仁二钱　五谷虫三钱　君子仁二钱　芜荑一钱　柴胡二钱　鳖甲二钱

【制法】　共研极细面。

【用法】　每次五分至一钱，白水送服之。

【出处】　涿县刘勤选（《十万金方》第十辑）。

【主治】 小儿痞积，肚大青筋，面黄肌瘦。

【方名】 肥儿饼

【方药】 云苓四钱 建连四钱 山药四钱 山楂四钱 建曲四钱 麦芽四钱 苡仁四钱 使君子五钱 鸡内金五钱 槟榔三钱 砂仁二钱

【制法】 混白面、白糖，烙焦饼服之。

【出处】 南宫县王月坡（《十万金方》第十辑）。

【主治】 疳积。

【方药】 槟榔五分 鹤虱子五分 武夷三分 乌梅一粒 使君子一钱 白术八分 木香三分 川花椒四分 青皮三分 胡连三分

【用法】 水一碗，煎八分服。

【出处】 漳浦县长桥官任何憨生（《采风录》第一集）。

【主治】 疳积。

【方药】 鹤虱八分 夜明砂五分 寒水石三钱 谷精八分 海螵蛸三分 使君子三分 水仙子一钱

【用法】 研末，每次一钱，猪肝或羊肝炖服。

【出处】 长泰县城关联合诊所沈友松（《采风录》第一集）。

【主治】 疳积。

【方药】 谷精二钱 茯苓二钱 怀山三钱 内金一钱 青葙子一钱 蛤粉八分 金锁匙一钱五分 使君子一钱五分

【用法】 炖猪肝服，每月服三剂，上、中、下旬各一剂。

【出处】 海澄县美山小学曹国珍（《采风录》第一集）。

【主治】 疳积。

【方药】 党参（炒）六钱 茯苓四钱 陈皮一钱五分 粉甘草二钱 怀山（炒）三钱 扁豆（炒）三钱 建莲子（炒）三钱 芡实三钱 鸡内金六钱 芜荑三钱 雷丸三钱 水仙（去头足）三钱 蟾蜍干四钱 麦芽（炒）三钱 谷芽（炒）三钱 使君子三钱 榧实子三钱 白术三钱 苡米仁三钱 山楂三钱

【用法】 共研细末，每服五分。一日三次，开水调服。

【提示】 本方治小儿食欲不振，或喜食无度，腹胀泄泻，肤肿消瘦等。

【出处】 夏门市集美医院傅赓声（《福建省中医验方》第四集）。

【主治】 疳积。

【方药】 茯苓一两 炒怀山一两 炒芡实二两 炒莲子一两 鸡内金一两 糯米粉十两 白糖适量

【用法】 研为细末，蒸之，随时服用。

【出处】 龙溪县龙溪专区医院包国材（《福建省中医验方》第四集）。

【主治】 疳积。

【方药】 夜明砂 北楂肉各三钱 明矾 滑石 莲肉 雷丸各二钱 辰砂 使君子 青黛 蝉蜕（去头足） 胡连各一钱 陈皮五分 硼砂四分 甘草六分

【用法】 共研细末。三岁以下每次服五分，三至六岁每次一钱，六岁以上每次一钱五分。每早空心服一次，以米汤少加白糖调服。

【出处】　宁化县宁化城关民主街四号雷风铭（《福建省中医验方》第四集）。

【主治】　小儿腹有积块，青筋暴露，面黄肌瘦，体弱发烧。

【方药】　血竭花一钱半　葱姜各一两　栀子三钱　芒硝三钱　蜈蚣一条　白木耳三钱　铁皮三钱

【制法】　上药加黄酒适量捣如泥，用纱布袋装入。

【用法】　将药袋贴在腹上，对时取下，腹皮发青即对症。每月一次，三次即愈。

【出处】　卢氏王增亮（《河南省中医秘方验方汇编》续一）。

【主治】　疳疾。

【方药】　远志肉　腹皮　大白　芒硝　三棱　龟板　甘草　胡连各三钱　鸡肝子一个，竹刀剖开

【制法】　共为细末，和鸡肝子加水煮熟。

【用法】　将鸡肝连汤食之。

【出处】　商专樊现廷（《河南省中医秘方验方汇编》续二）。

【主治】　腹胀，体瘦，完谷不化，食积发热；如重时，四肢浮肿，或兼腹肿。

【方药】　焦楂一两五　鹤虱三钱　胡黄连二钱　槟榔三钱

二丑一钱五 炒枳壳一钱五 天竺黄一钱 赤芍二钱 使君子一钱五 青黛一钱 广皮二钱 鸡内金三钱 山药一钱 白术五钱 莲子带心五钱

【制法及用法】 共为细末，炼蜜成丸，一钱重。四岁用一丸，开水送下。依小儿大小，酌量加减服之。

【禁忌】 生冷、油腻等物。

【出处】 浑源县郭秉忠（《山西省中医验方秘方汇集》第二辑）。

【主治】 小儿疳积，面黄肌瘦，肚大筋青。

【方药】 鳖甲四钱 龟板四钱 穿山甲四钱炮 刺猬皮二钱 鸡内金四钱 蛇蜕二钱 蝉蜕二钱

【制法及用法】 雄猪肝一具用竹刀划开，将前药包入肝内，包好用砂锅煮熟，煮至水净晒干，共为细末。如三岁小孩，每次服一钱；稍大的孩子，按岁加重。黑白糖为引。

【禁忌】 忌铁。

【出处】 离山县张振林（《山西省中医验方秘方汇集》第二辑）。

【主治】 疳痹积壅眼，面黄肌瘦，肚大筋青，云翳遮睛，目不视物。

【方药】 雷丸一两 蝉蜕三钱 石决明三钱 木贼灰三钱 珍珠二粒 君子仁五钱 夜明砂三钱 鸡内金三钱

【制法及用法】 鸡肝一具，男用雌、女用雄。先将诸药放于盘内，再将鸡肝放于药上，蒸三炷香时间，取出晒干，共研为细末，再将明雄黄三钱研细末，调匀。每日服二次，每次服一钱。

【禁忌】 羊肉、刺激物。

【提示】 雷丸先用苍术水煮透去苍术，再用甘草水煮两柱香时随即取出，去净粗细皮。制珍珠法：将珍珠放入豆腐内蒸之，或放入铜勺内，上盖酒盅炒之。

【出处】 离山县任昌芳（《山西省中医验方秘方汇集》第二辑）。

【主治】 小儿疳气上眼。

【方药】 金精石三钱　银精石三钱　夜明砂三钱　谷精草五钱　草决明三钱　石决明三钱　槐花三钱　远志三钱　陈仓米五钱

【制法】 共研细末。

【用法】 每次服二钱，和白糖蒸服，一日服三次。

【出处】 温江县罗成武（《四川省医方采风录》第一辑）。

【主治】 小儿疳疾。

【方药】 枳实　油朴各一两　苍术　青皮　皂矾（煅）各三钱　黄精子一合

【制法】 研面，加糊米粉为丸，如桐子大。

【用法】 内服，每餐后服一二粒。

【出处】 唐中贵（《中医采风录》第一集）。

【主治】 小儿诸般疳积。

【方药】 夜明砂二两　芦荟一两　谷虫二两　使君仁二两　槟榔两半　鲜竹叶二两

【制法及用法】　以上各味晒干（切勿见火），共研细末，每服二钱。用猪肝二两，竹刀切薄片勿断，将药末掺入猪肝内，以草纸包后冷水浸湿，放细火内煨熟而服，用碗盛放饭甑蒸熟亦可，连服数次自愈。

【出处】　李元芳（《崇仁县中医座谈录》第一辑）。

【主治】　小儿腹积痞块（黑热病），初期口唇糜烂，继则有不规则之发烧，皮肤渐成特殊之黑色，脾脏逐渐肿大，形容憔悴，日见羸弱，肚大青筋，两颊时潮红晕，如小枣大，便泻青色。

【方药】　生鳖甲七钱　炒苡米七钱　焦神曲五钱　焦麦芽五钱　焦山楂五钱　广陈皮四钱　焦玉片四钱　胡黄连四钱　紫油桂二钱　砂仁四钱　建青黛三钱　京三棱四钱　蓬莪术四钱　醋青皮五钱　茯苓块五钱　炒白术五钱　粉甘草二钱

【制法】　共研极细末。

【用法】　三岁小儿，每日早晚空腹各一钱，白糖开水送下，一周后见轻，三周后大愈。不满一岁小儿，药宜酌减。

【加减】　热度高者，重加鳖甲；气促者，加党参；口糜烂甚者，加芦荟；腹胀甚者，加五谷虫。

【出处】　西安市中医进修班陆效宜（《中医验方秘方汇集》）。

【主治】　小儿疳积伤目。

【方药】　煅石决八钱　飞甘石三钱　珍珠粉五分　冰片二钱　海螵蛸八钱　明雄二钱　海石四钱

【制法】　共研细末。

【用法】 鸡肝一具，去胆，拌前末药一钱，加米汤少许共煎。每隔三日服一次，轻者服三至五次，重者服五至七次。

【出处】 大冶县（《湖北验方集锦》第一集）。

【主治】 小儿疳积，目羞明，肚大青筋。

【方药】 鸡内金一钱五　蟾蜍三个　芦荟二钱　芜荑三钱　鸡肝三具　早谷米粉半升　红糖二两

【制法】 焙干为末，与米粉调匀。

【用法】 一日三次，每次二钱，糖开水送下。

【出处】 鄂城县（《湖北验方集锦》第一集）。

【主治】 小儿疳积。

【方药】 党参二钱五　云芩三钱　炙甘草二钱　白术二钱五　明砂二钱　石决三钱　苏红二钱五　谷虫三钱　木贼四钱　神曲三钱五　制干蟾六分　蔻仁二钱　木香二钱五　二丑五钱　麦芽三钱

【制法】 共为细末。

【用法】 每日服三次，每次服一钱五分。

【出处】 鄂城县（《湖北验方集锦》第一集）。

【主治】 小儿痞积。

【方药】 使君子仁二两　鸡内金二两　焦贡术二两　大枣三两　胡桃肉三两　白糖五两　面粉八两

【用法】 将上列药品为面，再将枣肉及胡桃肉捣为泥，与白面、白糖合在一起，加小苏打少许蒸成膏服用。根据小儿年龄大小、体质情况，酌量食之。

【出处】 长春中医学院李树堂（《吉林省中医验方秘方汇编》第三辑）。

【主治】 小儿疳积，面黄，腹大青筋，不思饮食，溲浊便溏。

【方药】 苍白术各二钱 制川朴一钱五分 陈皮八分 炙甘草八分 炒麦芽一钱半 山楂肉二钱 青皮一钱 枳壳一钱 雷丸一钱 使君肉五只 泽泻一钱半 茯苓二钱 白芍一钱半

【用法】 煎服。

【提示】 本方能健脾胃、杀虫、消积，可连服多剂。

【出处】 江山县毛兆和（《浙江中医秘方验方集》第一辑）。

【主治】 小儿痞积。

【方药】 砂神曲一钱 炒麦芽一钱 焦山楂一钱 炒鸡内金一钱半 炒君子仁一钱 红糖一两 芝麻三钱 白面半斤

【制法】 以上药品共为细面，与白面烙成干饼。

【用法】 令小儿随便吃，吃完即愈。

【出处】 伍仁桥乡医院宋殿勋（《祁州中医验方集锦》第一辑）。

【主治】 疳积。

【方药】 珍珠一分 台麝一厘 冰片三分 血力四分 没药三分 明雄四分 月石四分 轻粉三分 松香冬令四分 夏令三分

【用法】 共为细面，成人每服一钱，小儿酌减。外用香油调敷。

【提示】 症状严重者可加蟾酥二厘。

【出处】 农安县史明经（《吉林省中医验方秘方汇编》第三辑）。

【主治】 疳痞，慢脾风。

【方药】 加味理中地黄汤：熟地五钱　党参五钱　于术二钱　干姜二钱　炙草一钱半　枸杞二钱　破故纸二钱　山萸二钱　胡桃肉二枚　炙黄芪三钱　大枣三枚　生姜一钱

【用法】 水煎服。

【加减】 虚甚者，加附子五分；咳嗽，加金樱子一钱；呕吐不止，加灶心土二两，打碎煎汁澄清，取水煎药服之。此为三岁幼儿剂量。

【出处】 大通中医进修班刘怀庆（《中医验方汇编》）。

【主治】 脾疳之体实者（面黄肌瘦，心下痞硬，好吃泥土，头大颈细，肚大青筋）。

【方药】 清肝理脾汤：芜荑五分　三棱一钱　莪术一钱　陈皮八分　青皮八分　芦荟三分　使君子仁一钱　黄连五分　胡黄连五分　麦芽一钱　神曲一钱　甘草五分

【用法】 水煎服，灯心引。此为二岁幼儿剂量。

【出处】 赵俊卿（《中医验方汇编》）。

【主治】 脾疳之体虚者（面黄肌瘦，心下痞硬，好吃泥土，头大颈细，肚大青筋）。

【方药】 肥儿丸：人参二钱半　白术五钱　茯苓三钱　川黄

连二钱　胡黄连二钱　麦芽三钱半　神曲三钱半　山楂肉三钱半　使君子四钱　芦荟二钱半　炙甘草一钱半

【用法】　共研为末，成丸，如桐子大。每服一钱，一日二次。此为一岁幼儿剂量。

【出处】　赵俊卿（《中医验方汇编》）。

【主治】　疳积，胃有积热者。

【方药】　清脾养胃汤：石膏五钱　陈皮一钱半　茯苓二钱　黄芩一钱　白术一钱　黄连五分　使君子仁五分　生甘草五分

【用法】　水煎服。此为一岁幼儿剂量。

【出处】　姜正卿（《中医验方汇编》）。

【主治】　平肝健脾，消积杀虫。治小儿面黄肌瘦，脾脏肿大，腹满。

【方药】　健脾消积散：何首乌（蒸）五钱　杭芍三钱　白术五钱　怀山药三钱　使君子仁一两　胡黄连三钱　山楂三钱　制香附三钱　粉丹皮三钱　炙甘草二钱

【用法】　共研细末，每早空心开水送服。一岁服五分，二岁服一钱，三岁服钱半，按年龄增加。

【出处】　西宁药材公司赵俊卿（《中医验方汇编》）。

【主治】　小儿肝脾肿大，面黄肌瘦，口臭牙疳，午后潮热等症。

【方药】　天乙消痞丸：元参五钱　贝母三钱　牡蛎五钱　炙鳖甲三钱　三棱二钱　莪术二钱　知母（炒）二钱　山楂（炒）二钱　使君子仁三钱　胡黄连一钱半　黄连一钱半　阿魏二钱　青皮

一钱半　柴胡一钱半　芦荟二钱

【用法】　共研细末，炼蜜为丸，如梧桐子大，山楂汤送服。

【提示】　半岁至一岁，每服三至五丸，三至五岁，每服五至七丸。亦需按小儿体质强弱而增减服用。

【出处】　西宁药材公司赵俊卿（《中医验方汇编》）。

【主治】　小儿一切积滞，骨蒸潮热，面黄肌瘦。

【方药】　猪肝散：三棱三钱　莪术三钱　朱砂一钱半　银朱一钱半　白及三钱　柴胡三钱　穿山甲二钱　小茴香三钱　鸡内金三钱　血竭花钱半　甘草一钱

【用法】　用竹刀将猪肝一个去筋切小块，将药研末，与猪肝拌匀蒸熟，随意食之。

【出处】　西宁药材公司赵俊卿（《中医验方汇编》）。

【主治】　小儿疳积。

【方药】　骆驼绒炭三钱　葛条炭三钱　真银朱三钱　河蛤粉四钱　枯矾二钱　朱砂三钱　冰片一钱　牛黄二分（严重者用）

【用法】　共为细面。三五岁小孩每服五分。

【出处】　长春中医学院程万生（《吉林省中医验方秘方汇编》第三辑）。

【主治】　小儿食积痞块。

【方药】　大黄一两　二丑三钱　三棱五钱　莪术五钱　枳壳三钱　大白四钱　神砂半两　赤金卅张　血竭花一两　穿山甲一两　上甲五钱　甘草三钱　雄猪肝一挂

【制法】　将猪肝切片晒干，与药共为细末。

【用法】　两岁以下小儿每服五分，每日两次，开水冲服，红糖引。

【出处】　董万鉴（《河南省中医秘方验方汇编》）。

【主治】　面黄饥瘦，消化不良，食欲不振，不定时发烧，身体虚肿，贫血，肝脾肿大，夜盲羞明，疹后目生昏浊之翳等症。

【方药】　神曲　　山楂　　麦芽　　蝉蜕各二两　　柴胡一两半　槟榔二两　　鸡肝带心十五付（另加鳖甲二两、陈皮五钱，同炒）

【制法】　上药共为细末，与鸡肝心共捣如泥，面裹煨干为末服。

【用法】　五月以下小儿得此病者甚少，故未列分量。五月以上至二岁者，每日二钱；三至五岁，每日三钱；六岁至十岁，每日四钱，以上各量，均分为早午晚三次，开水送服。

【提示】　有十分之三的患儿服此药后泻肚，所泻粪便有青黄赤白紫黑以及稠稀黏沫等，但经过四五日后自愈。

【出处】　西安市中医进修班杨瑞雪（《中医验方秘方汇集》）。

【主治】　小儿肚大青筋（积聚）。

【方药】　白术一钱　　云苓一钱半　　扁豆二钱　　鸡内金一钱半　榔片七分　　草蔻三分　　当归一钱　　杭芍一钱半

【用法】　水煎服。

【治验】　本村张洛彦之子四岁，肚大青筋，消瘦，食欲不振，大便不实，服此四剂痊愈。

【出处】 固显张宝贤（《祁州中医验方集锦》第一辑）。

【主治】 疳积。

【方药】 茯苓二钱半 怀山五钱 山楂肉五钱 使君子肉四十九粒 乌豆一两半 嫩茶叶五钱 雌鸡肝及胆（置瓦上焙干）各一具

【用法】 共研为末，每次服二至三钱。

【出处】 尤溪县林清华（《福建省中医验方》第三集）。

【主治】 疳积。

【方药】 制炉甘石二钱 赤石脂二钱 雷丸七钱 胡黄连二钱 辰砂一钱 青黛一钱 石决明二钱 使君子肉二钱

【用法】 共研末，装入生鸡肝内，蒸熟，去药食肝。

【提示】 可将药先熬汤，后炖鸡肝。

【出处】 连城县邱家永（《福建省中医验方》第二集）。

【主治】 小儿疳疾。

【方药】 党参三钱 白术三钱 茯苓三钱 制半夏三钱 陈皮三钱 木香一钱五分 砂仁一钱五分 莪术二钱 三棱二钱 甘草一钱 大枣五枚 生姜二钱

【用法】 水煎分四次服，服时另用鸡内金一张为细末，对药服下。

【出处】 荣昌县城关联合诊所（《四川省中医秘方验方》）。

【主治】 小儿疳气病，腹中积，有痞块，骨瘦如柴。

【方药】 党参四钱 白术三钱 白附片三钱 建芪三钱 怀

药三钱　瓦楞子（煅）二钱　芦荟（熔化）二钱　榧子二钱　干姜一钱五分　胡芦巴子二钱　甘草一钱

【用法】　煎水顿服。善后方剂可配下方服三剂，则痊愈。

苏条参四钱　白术三钱　莲米（去心）三钱　芡实三钱　扁豆三钱　怀药三钱　砂头一钱五分　茯苓三钱　苡仁四钱　南木香二钱　炙甘草八分　糯米一勺　水煎服

【出处】　彭县卫生工作者协会（《四川省中医秘方验方》）。

【主治】　小儿疳积，消化不良、腹大坚硬、大便不整、烦躁发热、羸瘦。

【方药】　①芦荟一钱半　芜荑一钱半　使君肉一钱半　薤白一钱半　白芍二钱　蒙花一钱半　白菊一钱半　胡连一钱半　川连一钱　青皮一钱半　法夏一钱半　胆草八分　煎服。

②用针刺四缝穴，挤出黄水，每日一次，共针刺三至五次。

③夜明砂　石决（煅）　石燕（煅）　红曲等分为末　每次一钱，蒸猪肝吃。

【出处】　宁乡县中医卢述仁（《湖南省中医单方验方》第一辑）。

【主治】　疳积，颈细、腹大、肢瘦、腹泻、眼翳、肤肿。

【方药】　蔻壳一钱半　车前子一钱半　芜荑一钱半　椒衣一钱　泽泻一钱半　赤小豆三钱　大葱白三个　猪肝四两

【用法】　每日煎服一剂，连服多剂。

【加减】　眼睛赤脉多者，加夜明砂一钱半。

【禁忌】　禁咸味。

【出处】　湘潭县人民医院中医赵志壮（《湖南省中医单方验方》第二辑）。

【主治】　小儿疳积伤目，角膜软化，消化不良，排便不规则。

【方药】　牵牛　槟榔　桔梗　石决明　夜明砂　胡连　谷精草　夏枯草各等分

【用法】　上药研末，用猪肝切片，将药末一至二钱敷在肝上蒸吃，如不能吃猪肝，服所蒸之水亦可。除服本方外，尚须配合其他对症剂，虚寒者每日服椒梅理中汤，热疳者可将胆草、黄连加入柔润增液之剂中服用。

【出处】　中医谭礼初（《湖南省中医单方验方》第二辑）。

【主治】　小儿疳痢，病后余热，体瘦面黄，口渴，下痢白沫，关纹沉细如丝。

【方药】　川楝　厚朴　细钗石斛　花槟榔　胡连　橘络　广香　麦芽（用量按年龄体质临时决定）

【用法】　每日一剂，连服六剂；再加使君子又服三剂。

【出处】　常宁松柏中医郭鸿翔（《湖南省中医单方验方》第二辑）。

附：面黄肌瘦（营养不良）

【主治】　小儿面黄肌瘦。

【方药】　鸡内金（焙焦，研极细）二两　白面二斤

【制法】　鸡内金面混合白面内，烙成薄饼。

【用法】　内服，任意食之。

【出处】　石家庄市胡东樵（《十万金方》第一辑）。

【主治】　小儿消化不良，面黄肌瘦。

【方药】　桃仁三钱　生栀子三钱　红花三钱

【制法】　上药共研为末，用大葱白五六根捣如泥（忌铁器），然后加入蜂蜜二两搅和一起，浓度以不流为限，以黏为度。用青布两块，摊成膏药。另用麝香二分研细，分布两张膏药上，不见火。

【用法】　将膏药贴于小儿肚脐上，再用布条缠上，随时检查不让药膏流走，一张贴两天，交替使用，共贴十二天即愈。如膏药干燥，再用蜂蜜一两，熬熟去沫，将药重和匀再贴。

【出处】　沽源县（《十万金方》第三辑）。

【主治】　小儿面黄肌瘦，消化不良，不思饮食。

【方名】　理脾糕

【方药】　百合（蜜炙）一两　白蒺藜（炒）一两　芡实一两　苡米仁一两　建莲（去心）一两　怀山药一两

【制法】　共为细末，用麦面三斤，发酵后，加白糖一斤

与白面掺匀，使好碱再将上药面揉入面内，做小儿喜食的干食品，可吃 20 天。年龄大些的小儿，可吃十几天。

【出处】　涿鹿县任棠林（《十万金方》第一辑）。

【主治】　小儿营养不良。一般是二三岁小孩，不分男女，消化不良，营养较差，面黄，肌肉松弛，消瘦，甚至贫血。

【方药】　使君子仁（炒）一两　怀山药（炒）五钱　贡白术（土炒）五钱　西洋参一钱　枳壳（麸炒）三钱　焦楂肉二钱　鸡内金三钱　扁豆（炒）三钱　炙甘草一钱半　云苓二钱

【制法及用法】　上药合在一处，用鸡血拌匀，干后碾为细面备用。一周岁小儿每服五分，一日两次，食后服用。如是二三周岁，则用量按年龄递增。

【禁忌】　忌食生冷与寒食。

【出处】　阳城县原庸五（《山西省中医验方秘方汇集》第二辑）。

【主治】　小儿缺乳，以此粉代乳，能调理脾胃，强健身体。

【方药】　沙参四钱　莲米四钱　芡实三钱　苡仁四钱　怀药四钱　茯苓三钱　扁豆四钱

【制法】　以上各药加白米十二两，合碾为末。

【用法】　以开水调匀，在锅内蒸熟，如稀糊状，置奶瓶或布袋内喂婴儿。

【提示】　凡儿童脾胃虚弱，面黄饥瘦，都可以服用本方。

【出处】　威远县中医研究组（《四川省中医秘方验方》）。

五、小儿腹胀

小儿腹胀即小儿腹部胀满，可由于消化不良或脾胃失调引起气胀，也有少数是因为腹腔积液、腹内有肿物或肝脾肿大引起，需要仔细诊断鉴别。

【主治】 小儿腹胀。

【方药】 芒硝三钱

【用法】 以芒硝三钱，纱布包缚脐上胀硬处，若有积滞，其硝即溶；再用三钱，如法缚之，宜缚至芒硝不溶，腹软不胀，大便通行为度。

【治验】 左某某，男，3岁，体格瘦弱，营养不良，目眶凹陷，烦躁口渴，恶心呕吐，呈严重腹水，腹壁紧胀、膨大如鼓、静脉曲张、拒按，大便三日未解，小便亦少。在本院住院三日，病情无改善。由于患者父母不同意手术，改用中药芒硝缚脐法，二十分钟后，二便通畅而安。

【提示】 本方对一般腹胀、二便闭，可作辅佐疗法。

【出处】 新余县医院（《锦方实验录》）。

【主治】 小儿肚胀。

【方药】 大萝卜兜子一个

【制法】　杵烂绞汁。

【用法】　与红糖冲服，一至三次即愈。

【出处】　竹溪县（《湖北验方集锦》第一集）。

【主治】　小儿尿少、尿黄、肚腹胀满。

【方药】　车前草一把　酒曲一个（三岁以下用量）

【制法及用法】　泡开水服。

【加减】　尿黄甚者，多用车前草；食积甚者，多用酒曲。

【提示】　本方消食、清热、利尿，小儿食积初期可用。

【出处】　杨郑氏（《成都市中医验方秘方集》第一集）。

【主治】　小儿初生，腹胀如鼓。

【方药】　元寸一厘　大葱茎二根

【制法】　捶如泥，作成饼状。

【用法】　贴脐上。

【出处】　郧县（《湖北验方集锦》第一集）。

【主治】　小儿肚内气胀。

【方药】　田螺蛳一个　葱白适量

【用法】　共捣烂，敷脐部。

【出处】　鄂城县（《湖北验方集锦》第一集）。

【主治】　小儿腹胀，呼吸困难。

【方药】　苏子　白芥子　萝卜子各等分

【用法】　水煎服。

【出处】　阎俊良（《河南省中医秘方验方汇编》）。

【主治】　小儿腹胀肠鸣。

【方药】　野菊花一两　食盐　米饭各少许

【用法】　共捣细，和菜油少许、绍兴酒一两共炒，炒后贴脐上，再用甘遂末一钱，麝香末一分，分五次撒在脐上及周围。

【提示】　无野菊花时，可用菊花代替。

【出处】　莆田县刘培荣（《福建省中医验方》第三集）。

【主治】　脐气腹胀，啼哭不宁。

【方药】　赤小豆三钱　白蔹三钱　豆豉三钱

【用法】　共研成细末，用温水调敷脐上。

【出处】　宁乡县中医容立安（《湖南省中医单方验方》第一辑）。

【主治】　小儿肚大腹胀。

【方药】　砂仁一钱　君肉一钱　麦芽一钱　谷芽一钱　二丑一钱　六曲一钱　厚朴一钱　草果一钱

【制法】　共研细末。

【用法】　每服二钱，开水送下。

【出处】　郧县（《湖北验方集锦》第一集）。

【主治】　面黄肌瘦，不思饮食，精神疲倦，大便不实，有时腹痛。

【方药】　健胃散：白扁豆（炒）五钱　玉米仁（炒）五钱

莲子肉 （炒） 五钱　　怀山药 （炒） 五钱　　芡实粉 （炒） 五钱　　使君子仁 （炒） 五钱　　鸡内金 （炒） 五钱　　山楂肉 （炒） 一两　　宿砂仁 （炒） 三钱

　　【用法】　共研细末。一岁幼儿，每服五分。

　　【提示】　久服饮食增加，身体强健，百病不生。

　　【出处】　西宁药材公司赵俊卿（《中医验方汇编》）。

　　【主治】　脐气腹胀，啼哭不宁。

　　【方药】　鸡蛋 一枚

　　【用法】　煮熟去黄，加艾绒敷脐上。

　　【出处】　会同县中医（《湖南省中医单方验方》第一辑）。

六、小儿腹痛

　　小儿腹痛指剑突向下与耻骨联合之间的疼痛。小儿出现腹痛多是因为饮食不节、脾胃失调导致，也有因脏腑器质性病变引起，需仔细鉴别诊断。

　　民间常将小儿腹痛均俗称为盘肠气痛。

【主治】　小儿腹痛。

【方药】　麦子秆

【用法】　烧灰，泡开水服。

【出处】　湘乡县中医（《湖南省中医单方验方》第一辑）。

【主治】　凡小儿喜饮冷水及生冷食物过度而致腹痛。

【方药】　生姜三钱　陈细茶三钱

【用法】　将上二味共捣，煎浓汁温服。

【出处】　陈作新（《崇仁县中医座谈录》第一辑）。

【主治】　盘肠气痛。

【方药】　肉桂粉三钱　淡豆豉一两

【制法】　上二味用开水捣成饼。

【用法】　敷脐中，气通自愈。

【出处】　大冶县（《湖北验方集锦》第一集）。

【主治】　婴儿盘肠气滞。

【方药】　僵蚕一钱　钩藤一钱　广香一钱

【制法】　开水泡。

【用法】　三次分服。

【出处】　建始县（《湖北验方集锦》第一集）。

【主治】　盘肠气痛。

【方药】　乳香珠三钱　明没药三钱　广木香三钱

【用法】　水煎服两味，送下木香面，分三次服，一日量（若此方有效，再用葱捣泥，摊白布上，贴在肚脐处）。

【出处】　安国县城东乡于堤门诊部戴耀文（《祁州中医验方集锦》第一辑）。

【主治】　盘肠气痛。

【方药】　公丁香五分　小茴香一钱　白蔻一粒　钩藤一钱

【制法】　水煎。

【用法】　内服。

【出处】　大冶县（《湖北验方集锦》第一集）。

【主治】　小儿盘肠气。

【方药】　木香五分　青皮三钱　玄胡四钱　钩丁三钱

【制法】　水煎。

【用法】 内服。

【出处】 房县（《湖北验方集锦》第一集）。

【主治】 小儿盘肠气。

【方药】 广香一钱　沉香五分　枳壳一钱　槟榔一钱

【制法】 细末。

【用法】 开水冲服。

【出处】 建始县（《湖北验方集锦》第一集）。

【主治】 婴儿脐气痛，脐突出，好哭。

【方药】 豆豉　胡椒　食盐　艾叶各等分

【用法】 共研细末，热饭和成饼，敷脐上。

【出处】 宁乡煤炭坝中医朱青云（《湖南省中医单方验方》第二辑）。

【主治】 小儿蛔虫，腹中作痛。

【方药】 槟榔六两　白牵牛二两　黑牵牛二两　乌梅二个
花椒三十粒

【用法】 将槟榔、白牵牛、黑牵牛三味研极细末，乌梅、花椒煎汤，将药末用药汤吞送，每日二钱。

【提示】 本方虽能杀虫缓泻，但用乌梅、花椒汤煎送，药味辛酸，恐小儿不喜服用。

【出处】 吴兴县陆梅村（《浙江中医秘方验方集》第一辑）。

【主治】 盘肠气。

【方药】 丁香九粒　上肉桂五分　广木香五分　老蔻三分
栀子一钱　没药五分

【制法】 水煎。

【用法】 日服三至五次，即效。

【出处】 竹溪县（《湖北验方集锦》第一集）。

【主治】 婴儿小肠气痛，或高烧咳嗽。

【方药】 广香三分　乌药八分　枳实八分　花大白八分　茵
陈一钱　蚕砂三分　苏叶二分　虫蜕三个　灯心三寸

【制法】 水煎。

【用法】 内服。

【出处】 建始县（《湖北验方集锦》第一集）。

七、新生儿腹痛

　　新生儿腹痛多是因为肠绞痛或肠胀气导致。主要表现为突然性大声哭叫，可持续几小时，也可阵发性发作。哭时腹部胀而紧张，双腿向上蜷起，双足发凉，抱哄喂奶都不能缓解，最终以排气或排便而停止。

　　本病多发生于 3 个月以内的婴儿。

　　【主治】　小儿腹痛，臌胀，脐眼突出，喜啼，面色青紫者。

　　【方药】　僵蚕三个　艾叶七疋

　　【制法】　冲面调桐油作饼，烤熟。

　　【用法】　捆在脐眼上。

　　【出处】　何俊清（《中医采风录》第一集）。

　　【主治】　初生儿啼哭不止，脐突唇白。

　　【方药】　白胡椒（研末）七粒　葱白一握（捣烂）

　　【用法】　炒热作饼，敷肚脐上。

　　【出处】　邵阳市中医邓秋舫（《湖南省中医单方验方》第二辑）。

【主治】　小儿盘肠气。

【方药】　荔枝　橘核　吴萸　甘草（分量酌用）

【制法】　水煎。

【用法】　内服。

【出处】　胡亮成（《中医采风录》第一集）。

【主治】　小儿初生啼哭，手足蜷缩，身弯如虾，盘肠发痛。

【方药】　钩藤一钱　枳壳五分　元胡五分　生草二钱

【用法】　水煎服。

【出处】　阳城贾信善（《山西省中医验方秘方汇集》第三辑）。

【主治】　初生儿盘肠气，肢冷，喜啼，少腹满者。

【方药】　木香　玄胡　肉桂　砂仁　台乌　茯苓　生姜（用量酌用）

【制法】　水煎。

【用法】　内服。

【出处】　张元春（《中医采风录》第一集）。

【主治】　小儿腹痛，腹肿如墩状且经久不愈，大便时秘结，面色苍白者。

【方药】　桂枝　陈皮各三钱　白芍六钱　木香　粉丹各三钱　生姜三片　大枣三枚

【制法】　水煎。

【用法】　内服，三日服一剂，连服三剂。

【提示】 待连服三剂后大便仍秘者，可换大黄牡丹汤加麻仁，去硝煎服；便通畅后，再服前方至愈为度。

【出处】 曾治民（《中医采风录》第一集）。

八、小儿腹泻

　　小儿腹泻是儿童，尤其是 2 岁以下小儿的常见病，主要特点为大便次数增多，粪质稀薄或如水样，可伴有发热、呕吐、腹痛等。

　　肠道菌群紊乱、过敏、喂养不当及感冒等均可致病。

【主治】　夏日水泻。

【方药】　新屠猪血

【制法】　将猪血放瓦上焙干研细。

【用法】　每服二钱，开水送下，小儿减量。

【出处】　洛专骆林（《河南省中医秘方验方汇编》续一）。

【主治】　小儿腹泻，长期不愈。

【方药】　石榴皮二钱五分

【用法】　水煎服。

【出处】　沽源县张龙云（《十万金方》第二辑）。

【主治】　小儿久泄不止。

【方药】　五味子三钱

【制法】 研细末，醋调。

【用法】 糊脐上。

【出处】 安国县许学珍（《十万金方》第十辑）。

【主治】 小儿水泻。

【方药】 五倍子三钱

【用法】 将药为细末，用醋五钱煎膏摊在白布上，贴于脐中。

【治验】 安国县东佛洛吕常尔三岁，刘洪均七岁，刘玉平六岁，均患水泻，用本方一日见轻，三日即愈。

【出处】 安国县刘振东（《十万金方》第十辑）。

【主治】 小儿溏泄。

【方药】 鬼箭草一味

【用法】 熬水洗两腿。

【出处】 安国庞各庄乡刘卓宣（《祁州中医验方集锦》第一辑）。

【主治】 小儿长期腹泄。

【方药】 石榴皮二钱半

【用法】 水煎服。

【出处】 张文治（《河南省中医秘方验方汇编》）。

【主治】 小儿久泻不止。

【方药】 肉豆蔻一枚

【制法】 面裹煨去油。

【用法】　磨粉，白开水服。

【出处】　向道顺（《中医采风录》第一集）。

【主治】　小儿虚脱，水泻不止。

【方药】　喇叭蔓炸一团

【制法及用法】　水煎洗足，泻即止。洗时应注意，洗两足，不可洗过胫骨，洗过胫骨，即大便不通。

【治验】　武庆云之子住大布庄，患上吐下泻，症状严重，水药不能入口，入口即吐，经西医打针治疗无效。两日后两眼塌陷，仍吐泻不止，随到关乡医院治疗输液，虽暂维持生命，但吐泻仍然。第三天，小孩骨瘦如柴，二目不睁，欲动不能，危急万状。城关乡医院随召集中医会诊，会诊时陈秀石医生出此方，亲自给洗双足。当日小孩吐泻皆止，想服糜粥，少少与之，夜间小孩屡要吃食，除吃三次粥外，尚能安卧睡眠。第四日又洗之，小孩精神渐渐好转，饮食继。至六七日，食欲逐渐增加，精神逐渐恢复健康。

【提示】　此为特效方。

【出处】　宁晋县杨铭斋（《十万金方》第二辑）。

【主治】　小儿水泄。

【方药】　五倍子三钱

【用法】　将药为细末，以醋五小盅煎膏，摊于白布上，贴在脐中。

【治验】　本村吕某某（男，3岁）、刘某某（男，7岁）、刘某某（男，6岁）均患水泄，用本方当日见轻，三日即愈。

【出处】 东佛洛刘振东（《祁州中医验方集锦》第一辑）。

【主治】 小儿腹泻。
【方药】 胡椒三分
【制法】 研细，放膏药上。
【用法】 贴肚脐。
【出处】 郧县（《湖北验方集锦》第一集）。

【主治】 急性胃肠炎。
【方药】 大蒜七头
【用法】 带皮火烧，至皮焦蒜熟后将皮剥掉，白开水送下，顿服。
【治验】 本村王某某之子，5岁，腹痛吐泄，一次用完，四小时后痊愈。
【出处】 北段村胡清水（《祁州中医验方集锦》第一辑）。

【主治】 小儿腹泻，日久不止。
【方药】 棉纱二两
【用法】 煎水当茶喝。
【出处】 平江县中医刘慨炉（《湖南省中医单方验方》第二辑）。

【主治】 小儿水泻。
【方药】 车前草（鲜） 红糖

【用法】　将车前草捣如泥，取汁，冲糖服之。

【出处】　汾阳李维旭（《山西省中医验方秘方汇集》第三辑）。

【主治】　小儿脾虚，消化不良，水泻，面黄肌瘦。

【方名】　参术散

【方药】　人参三钱　焦白术一两

【制法】　以上共研细面。

【用法】　1 至 3 岁每服二分，日服三次。4 至 6 岁每服五分，日服三次。

【提示】　大便澄清者宜服此药。如便黏稠或带痢则属内热泻，不宜用此药。

【治验】　高庙刘廷魁之子三岁，患泄泻绿便，日久不愈，面黄肌瘦，肠鸣，经服本方三日愈。

【出处】　张专高庙堡乡陈振德（《十万金方》第二辑）。

【主治】　小儿水泻。

【方药】　土炒白术三钱　车前子（盐水炒，纱布包）三钱

【制法】　水煎二次。

【用法】　每日三次服用，即愈。

【出处】　无极县张修身（《十万金方》第六辑）。

【主治】　小儿泻泄，小便短少，服之至效。

【方药】　山药一两　车前子五钱

【制法】　水煎。

【用法】　一日多次服之。

【出处】 涞源县高凌云（《十万金方》第六辑）。

【主治】 小儿泻泄不止。
【方名】 二鲜居洞
【方药】 鸡蛋一个　铺地锦（俗名满天星）一棵
【制法】 将铺地锦用水洗净，用刀切碎，与鸡蛋同炒，鸡蛋熟为度便妥。
【用法】 每日服两次。一二岁者可用鸡蛋一个，铺地锦一棵；三五岁者，可用鸡蛋两个，铺地锦两棵。服两日即愈。
【出处】 保定市精神病院郑喜贵（《十万金方》第十辑）。

【主治】 小儿水泻。
【方名】 山药诃子散
【方药】 生山药三钱　诃子二钱
【用法】 共为细面，白水送下，一日三次服。
【出处】 威县王子凤（《十万金方》第十辑）。

【主治】 虚泻。
【方药】 莲子二钱　茯苓二钱
【用法】 研末，三餐蜜调服。
【出处】 南靖县乘东风公社李云崇（《采风录》第一集）。

【主治】　小儿泻泄腹疼。

【方药】　车前子（炒）一两　　山楂（炒）一两

【制法】　共为细末。

【用法】　五岁以上者，每服二钱，开水送下。

【出处】　王庆修（《河南省中医秘方验方汇编》）。

【主治】　小儿气虚久泻。

【方药】　黄芪二两　　滑石二钱

【用法】　水煎服。

【出处】　秦忠（《河南省中医秘方验方汇编》）。

【主治】　小儿长久泄痢。

【方药】　石榴皮五钱　　陈谷米（炒焦）一把

【制法】　水煎。

【用法】　红糖冲服，服后忌生冷。

【出处】　王现图（《河南省中医秘方验方汇编》）。

【主治】　水泻。

【方药】　车前草一两　　鸡蛋一个

【制法】　将车前草捣烂绞取汁，加入少量水，再将鸡蛋打开，倾入煮熟。

【用法】　吃鸡蛋喝汤。

【出处】　兰考孔昭彩（《河南省中医秘方验方汇编》续一）。

【主治】　腹泻。

【方药】　高粱花一钱半　车前子一钱

【用法】　水煎服。

【出处】　西宁铁路医院曲镜（《中医验方汇编》）。

【主治】　小儿久泄。

【方药】　生姜汁调大黄末，贴脐中，即止。

【出处】　里县孙锡福（《十万金方》第六辑）。

【主治】　脾虚腹泻，脱水。

【方药】　力参一钱　鸡内金一钱

【制法】　共为细末。

【用法】　一岁小儿每服一分，每日二服，开水送下。

【出处】　内黄黄玉（《河南省中医秘方验方汇编》续一）。

【主治】　小儿泄泻腹疼。

【方药】　车前子（半生半炒）一两　山楂（半生半炒）一两

【制法】　共为细面。

【用法】　五岁以上用二钱，开水送下。

【出处】　新乡王庆修（《河南省中医秘方验方汇编》续一）。

【主治】　小儿泄泻。

【方药】　白术三钱　茯苓三钱

【制法】　水煎。

【用法】　内服。

【加减】　腹痛加酒炒白芍。

【出处】　大冶县（《湖北验方集锦》第一集）。

【主治】　日久水泄。

【方药】　黄芪一两　滑石一两

【用法】　水煎服。

【治验】　本村许鸿起，男，十六岁，兼有痢疾，日服一剂，二剂全痊。

【出处】　小内村许尚祥（《祁州中医验方集锦》第一辑）。

【主治】　小儿腹泻

【方药】　焦术　生草　焦楂各等分

【用法】　共研为末，日服三次，每次二钱。

【出处】　阳城李智（《山西省中医验方秘方汇集》第三辑）。

【主治】　小儿水泻。

【方药】　生巴豆　生半夏　白胡椒各等分

【制法】　共为细末，醋糊为饼如绿豆大。

【用法】　放在小儿肚脐上，用膏药贴之，一贴即愈。

【出处】　景县杨锡同（《十万金方》第十辑）。

【主治】　中寒泄泻。

【方药】　公丁香二钱　肉桂二钱　梧桐子五钱

【用法】　共研末，调其父亲之涎沫涂脐中。

【出处】　南靖县乘东风公社李云崇（《采风录》第一集）。

【主治】　小儿水泄。

【方药】　白茯苓三钱　车前子三钱　炒山药三钱

【用法】　将车前子用盐水炒六次，与白茯苓共为细末。八至十岁小儿，每次五分，日服三次。

【治验】　安国王各庄霍小有之子等数人，服本方后痊愈。

【出处】　南羊村马秀山（《祁州中医验方集锦》第一辑）。

【主治】　小儿泄泻。

【方药】　滑石八钱　硫磺三钱　甘草一钱半

【用法】　为细末，周岁小儿每次服五分，日服二次，白开水调服。

【禁忌】　热泄病者忌用。

【治验】　安国大文村某某，女，3岁，泄泻日久，四肢厥冷，呼吸短促，病势危急。每服该药末一钱，早晚各服一次，白水送下，次日症状大减，连服三天，症已痊愈。

【出处】　光明诊所陈殿卿（《祁州中医验方集锦》第一辑）。

【主治】　小儿腹泻，日久不止属于寒性者。

【方药】　母丁香两粒　番木鳖一粒　麝香五厘

【用法】　共研细末，以口津调和，敷脐眼内。

【出处】　泸溪县浦市中医康实甫（《湖南省中医单方验方》第二辑）。

【主治】　小儿久泻，虚弱无神。

【方药】　糙米饭锅巴四两　伏莲肉四两　白糖四两

【用法】　将二味研细，糖和匀。每服五钱，开水调蒸服。

【出处】　湘潭县中医刘述明（《湖南省中医单方验方》第二辑）。

【主治】　小儿泻泄，无论寒泻、水泻、食泻，并皆治之。

【方药】　大黄二钱　红糖二钱　川乌二钱　草乌二钱

【制法】　将川乌、草乌各炒一半，共为细末。

【用法】　小儿服三至五分，成年人每服二钱，姜糖水送下。

【出处】　延庆县秦子贞（《十万金方》第三辑）。

【主治】　小儿水泄、痢疾，腹胀如臌。

【方名】　铁门闩方

【方药】　川文蛤　黄丹　枯矾各二分　黄蜡三分

【制法】　前三味共为细末，用黄蜡为丸如桐子大，每剂四五丸。

【用法】　一周岁每服一丸，二小时服一次。

【治验】　屡试屡验。如小儿水泄一二日，不可用，不宜太补，早恐闹眼疾。

【出处】 唐山市张育民（《十万金方》第十辑）。

【主治】 久泄伤脾，不能服药，四肢及腹皮浮肿。
【方药】 灶心土五块（每堆如杏核大）　生姜一至二片　炒枣（去核）五枚　南墙上的莱薇一大捻（约一二钱）
【制法】 上药入砂锅内煎澄清。
【用法】 温服，日服数次，连服多日，病愈为止。
【治验】 治疗三例，皆服药二三日全愈。
【出处】 邢台市郑子和（《十万金方》第十辑）。

【主治】 水泻不止。
【方药】 五倍子（炒）三钱　广丹三钱　枯矾三钱　白术三钱
【制法】 共为细末，滚醋调和成稠糊。
【用法】 将药糊敷足心，用带扎住，一夜去掉。泻甚者三次可愈。
【出处】 商专付效贤（《河南省中医秘方验方汇编》续二）。

【主治】 小儿水泻。
【方药】 白术　杭芍　云苓　车前子各一钱
【用法】 水煎温服。
【出处】 李仰贤（《大荔县中医验方采风录》）。

【主治】 小儿久泻。
【方药】 升麻五分　砂仁一钱半　车前子三钱　乌梅一个

【制法】 水煎。

【用法】 内服（一岁儿量）。

【出处】 长垣陈信然（《河南省中医秘方验方汇编》续一）。

【主治】 小儿水泻及红白痢疾。

【方名】 苍杏散

【方药】 炒杏仁（去皮尖）十八个　苍术一两半　炒羌活一两　炒大黄五钱　煨草乌五钱

【制法】 共为细面。

【用法】 小儿三岁每次服一分，至九岁服一分五，至十五岁每服二分，至三十岁每服三分。如水泻用姜汤送服，红痢用灯心汤送服，白痢用姜汤送服。

【出处】 康保县李嵩峻（《十万金方》第二辑）。

【主治】 小儿瘦弱虚泄。

【方名】 五积散

【方药】 好人参　焦白术　云苓　甘草　扁豆炒各等分

【制法】 以上共为细面。

【用法】 年五六岁者每次可服一钱，白开水送下，日服二次。

【出处】 丰宁县徐怀灵（《十万金方》第十辑）。

【主治】 脾虚久泻不愈。

【方药】 茯苓一钱　白术一钱　肉豆蔻五分　神曲四分　山楂三分

【用法】　研末，每次三分，饭汤送服。

【出处】　南靖县乘东风公社李云崇（《采风录》第一集）。

【主治】　小儿秋季腹泻，日久不愈、补之不效者。

【方药】　使君子五钱　鸡内金四钱　薏米六钱　焦白术四钱　二丑（炒）六钱

【用法】　共研细面。五岁以上者服一钱，一日三次。剂量据患儿大小酌情加减。

【出处】　涿县李汉灵（《十万金方》第六辑）。

【主治】　小儿大便泻绿色粪。

【方药】　天竺黄一两　胆星一两　朱砂二钱　双钩三钱　杨絮五钱

【制法】　共为细末。

【用法】　一岁小儿，每次服四至五分。

【出处】　长垣吕长舒（《河南省中医秘方验方汇编》续一）。

【主治】　小儿脾虚泄泻，日久不愈，食物不消，身体消瘦。

【方药】　党参二钱　白术二钱　云苓二钱　车前子二钱　山药二钱　甘草一钱

【制法】　上药用乳汁拌后蒸熟，再用水煎。

【用法】　内服，二三剂可愈。

【出处】　商专祝克明（《河南省中医秘方验方汇编》续

二）。

【主治】 小儿暑湿作泻。

【方药】 炒黄连三钱 广木香二钱 炒吴萸二钱 酒芍三钱 炒肉蔻三钱 乌梅三钱

【用法】 共为细面。小儿一至二岁，每服五分；三至四岁，每服七分；五至十岁，每服一钱。白糖为引。

【出处】 镇赉县（《吉林省中医验方秘方汇编》第三辑）。

【主治】 小儿脾虚作泄，或暑泻，以及消化不良。

【方名】 肥儿饼

【方药】 山药 清夏 白扁豆炒 建莲 神曲炒 麦芽炒各四钱

【制法】 共为细末，加白面一个，红糖四两，合一处，用苏打一钱，溶于水内合成面，锅内搽上香油，打成薄饼，愈焦愈好。

【用法】 任意食之。此方可健脾开胃，止泻进食，并且好吃。

【出处】 宁晋县岳孟杰（《十万金方》第六辑）。

【主治】 小儿腹泻，脾胃虚热，口舌生疮。

【方药】 连理茯苓汤：人参一钱 白术二钱 茯苓一钱半 干姜一钱 黄连一钱 炙甘草五分

【用法】 水煎服。

【出处】 西宁药材赵俊卿（《中医验方汇编》）。

【主治】 小儿腹泻。

【方药】 高丽参 白术各五钱 元参 泽泻各三钱 建莲子 枳实各五钱 肉蔻 砂仁各三钱 陈皮五钱 公丁香一钱 山药 扁豆各五钱 山楂三钱 甘草二钱 桔梗三钱

【制法】 共为细面，炼蜜为丸，一钱大。

【用法】 用糖水化服，每次一至三丸。

【出处】 阳原县梁兴汉（《十万金方》第二辑）。

【主治】 小儿热泻。

【方名】 泻火止泻散

【方药】 车前子二钱 茯苓一钱 白芍一钱 麦芽一钱 黄连三分 猪苓一钱 泽泻五分 枳壳四分

【用法】 水煎服，轻者一剂，重者二剂。

【出处】 峰峰李四峰（《十万金方》第十辑）。

【主治】 小儿腹泄、腹疼、腹响，吐乳、四肢厥逆，便绿乳样的粪。

【方名】 复阳散

【方药】 白术一两 炮姜三钱 川附三钱 肉桂五钱 粟壳四钱 口芪五钱 木通二钱 猪苓二钱 扁豆五钱 赤石脂四钱 枯矾三钱 丁香三钱 良姜二钱 口芩二钱 滑石五钱 甘草三钱 丽参一钱

【制法】 共为细面。

【用法】 小儿一岁内，每次一分五厘，日服二次（食前）；一至四岁者，每次二分；四至八岁者，每次二分五厘；八至十五岁者，每次四分；成人每次一钱半。

【治验】　丰宁县长阁村孟显堂八岁，腹疼、四肢厥逆，服本方全愈。

【出处】　丰宁县刘延寿（《十万金方》第十辑）。

【主治】　小儿虚寒水泄而呕吐。

【方名】　胃苓散

【方药】　苍术一钱　白术一钱　陈皮二钱　厚朴二钱　云苓二钱　猪苓二钱　泽泻二钱　肉桂一钱　升麻二钱　肉蔻二钱煨　防风一钱　甘草一钱

【制法】　共为细面。

【用法】　每服一钱，姜枣汤送下。

【治验】　林村王某小儿，2岁，患吐泻，服药三次而愈。

【出处】　丰宁县王廷壁（《十万金方》第十辑）。

【主治】　小儿夏秋时泻肚，发烧，干呕。

【方名】　香连散

【方药】　川连（无子炒）一钱　广木香四钱　山楂炭二钱　泽泻一钱半　槟榔（炒）一钱　神曲一钱　滑石三钱　甘草一钱

【制法】　共为细末。

【用法】　每日二次，每次二分，红糖水送下。

【出处】　武安县韩德生（《十万金方》第十辑）。

【主治】　小儿腹泻，日久腹胀不消。

【方名】　小儿和中丸

【方药】　橘红二两　焦术三两　云苓三两　黄连二两　广木

香二两　良姜二两　干姜二两

【制法】　共为细面，水为小丸。

【用法】　一岁以内，每次服一分，每增一岁则药增一分。

【禁忌】　腹泻并发有鹅口疮者忌用，腹泻初起发热者不宜用此药。

【出处】　冀县田子芳（《十万金方》第十辑）。

【主治】　小儿腹泄无度，见神气疲困，少神无力，气息微弱，天吊等虚极症状。

【方药】　人参一钱　西归一钱　炙芪三钱　故纸一钱　枣仁二钱　肉桂五分　山萸一钱　杞子一钱　白术一钱　附子五分　白芍一钱　甘草五分

【用法】　水煎服，频服即可。或为细面，一周岁儿童每服三分，日服三次。

【治验】　宋井山小儿四岁，腹泄十四日，服其他药无效，虚弱已极，已成脾风，服本方一剂痊愈。且本方治愈者很多。

【出处】　围场县任义（《十万金方》第十辑）。

【主治】　小孩一切腹泄，口渴，喜饮冷水，久治不好的服此药三四次即止。

【方名】　婴儿止泻散。

【方药】　白术一钱半　乌梅肉五钱　车前子三钱　人参一钱半　生石膏一钱半　甘草二钱　朱砂三钱

【制法】　共为极细末。

【用法】 一周岁至三周岁每服一分五厘，四至六岁每服三分，七至九岁每服五分。更可根据病的轻重和年龄的大小，适量增减。

【出处】 滦县王庆林（《十万金方》第十辑）。

【主治】 小儿久泻不止。

【方名】 建胃铁门闩。

【方药】 力参三钱 乌梅三钱 姜虫一钱 建莲子三钱 焦术四钱 诃子三钱 甘草一钱半 肉蔻煨三钱

【制法】 共为细末。

【用法】 一周岁服一分，每岁增药一分，红糖为引送服。

【治验】 李显男四岁住燕上乡，小孩泻泄不止，泻得百黄肌瘦。后服此药一剂痊愈，预后良好。

【出处】 围场县于海洲（《十万金方》第十辑）。

【主治】 脾虚腹泻。

【方药】 茯苓二钱 莲子二钱 麦芽二钱 山楂二钱 芡实二钱 怀山二钱 神曲二钱 白术一钱五分 扁豆一钱五分 鸡内金一钱 泽泻一钱五分 枳实一钱 僵蚕一钱 天麻八分

【用法】 研末为丸，每次五钱，炖赤肉服。

【出处】 南靖县乘东风公社保健院（《采风录》第一集）。

【主治】 虚泻。

【方药】 茯苓五分 白术五分 猪苓三分 泽泻三分 白芍

三分　煨诃子三分　车前子三分　怀山五分

【用法】　共研末，饭汤调服，或炖柿饼服。

【加减】　若有呕吐者，加木香三分，神曲三分，肉桂二分，炖服。

【出处】　南靖县乘东风公社李云崇（《采风录》第一集）。

【主治】　小儿水泻不止。

【方药】　广藿香一钱　广大白一钱　川厚朴一钱五分　砂王二个　炒茅术一钱五分　土白术一钱　炙甘草一钱

【制法】　水煎，量加红糖。

【用法】　内服。

【出处】　商专王冷韶（《河南省中医秘方验方汇编》续二）。

【主治】　秋天小儿腹泻。

【方药】　土炒当归一钱　焦楂八分　木香五分　龙骨八分　广大白八分　滑石一钱　甘草一钱　陈皮一钱　麦芽一钱五分　郁金一钱　山药一钱　枳壳八分　建石夕一钱　猪苓一钱　白术一钱（此为一至三岁小儿服用量）

【制法】　水煎。

【用法】　内服。

【出处】　商专进修班（《河南省中医秘方验方汇编》续二）。

【主治】　小儿腹泻。

【方药】　西洋参一钱　石膏三钱　生地三钱　麦冬三钱　扁豆一钱　木瓜一钱　甘草五分

【用法】　水煎服。

【治验】　患者卢水根，男，七个月，住市北街。腹泻，体格瘦弱，营养不良，颜面苍白，眼眶凹陷，目张口呆，瞳孔缩小，对光反应消失，好似鱼目，有严重脱水现象。呼吸困难，四肢厥冷，不时抽搐。腹胀满，脉搏细数，指纹沉滞，体温41℃。当时先将小儿卧于阴凉地面，体温即稍见下降。再服本方二剂，腹泻停止，体温恢复正常。

【提示】　新余县医院用辨证论治的方法，治疗了小儿腹泻513例，将夏令小儿腹泻分作五个类型，并确定处方进行治疗，取得了良好的效果。此为其中的一方，适用于热泻。

【出处】　新余县医院（《锦方实验录》）。

【主治】　小儿久泻不止。

【方药】　西党三钱　葛根三钱　藿香一钱半　白术三钱　川木香一钱　陈皮一钱　扁豆三钱　甘草一钱

【用法】　浓煎二次，与小儿当水喝。

【出处】　李元芳（《崇仁县中医座谈录》第一辑）。

【主治】　小儿火泻。

【方药】　云苓钱　杭芍钱　川连三分　泽泻五分　炒麦芽一钱　猪苓三分　枳壳二分　车前子（另布包）二钱

【用法】　水煎服。

【出处】　王千庵（《大荔县中医验方采风录》）。

【主治】　小儿寒泻，鼻息微凉，睡目露睛，微下利清谷。

【方药】　大东参四分　土白术二钱　煨肉蔻五分　云苓二钱　山药二钱　炒枳壳五分　焦神曲八分　彰明附二分　炒玉米六分　生姜一片

【制法】　水煎服。

【提示】　此方按症状，则应去枳壳。

【出处】　西安市中医进修班梁耕林（《中医验方秘方汇集》）。

【主治】　小儿消化不良性腹泻（五岁以下）。

【症状】　大便溏薄或如水样，食欲不振，或有冷恶者。

【方药】　怀山药　白茯苓　白扁豆　焦山楂　焦神曲　焦麦芽　焦白术

【用法】　各药等分，研成细末，每次服一钱至三钱，根据症状的轻重和年龄不同，每天服三四次，服时以白糖拌和，米汤送下。

【出处】　王惠苍（《中医验方交流集》）。

【主治】　小儿肠胃热泻肚，粪便或绿或黄，味极臭恶。

【方药】　大黄　黄连各三钱　栀子四钱　黄芩五钱　朱砂二分　雄黄五分　冰片少许　牛胆一个

【制法】　先将大黄、黄连、栀子、黄芩研为细末，装入牛胆内晾干，再加入朱砂、冰片、雄黄研为细末。

【用法】　一周岁以下的小儿每次服三分，二岁以下的每次服五分，三四岁的小儿每次服七分。

【出处】　赤城县何天祥（《十万金方》第二辑）。

【主治】　小儿泄泻。

【症状】　小儿疳积，食伤脾胃，泄泻便溏或完谷不化，色青而腻，甚则神迷不清醒，两目凹陷，脉细数无力，舌苔薄白，热度不高。

【方药】　土炒白术一钱五分　煨木香五分　焦楂肉二钱　炒陈皮七分　焙怀山药一钱五分　炮姜七分　砂仁四分　使君子二钱　煨葛根二钱　上肉桂三分　鸡内金一钱　生熟薏仁各三钱　茯苓二钱　炒潞党一钱五分

【用法】　上药加水煎服。

【提示】　服下很有效验，诚经验良方。

【出处】　钱介寿（《中医验方交流集》）。

【主治】　小儿脾胃湿热，口舌生疮，发热，淌口水，大便泻，小便不利。

【方药】　清胃理脾汤：苍术一钱半　陈皮一钱　厚朴一钱　黄连一钱　黄芩一钱半　黄柏（炒）五分　木通一分　银花一钱半　甘草一钱　灯草五分

【用法】　水煎服。

【提示】　按小儿年龄增减剂量。

【出处】　西宁药材公司赵俊卿（《中医验方汇编》）。

附：小儿吐泻

【主治】 小儿呕泻不止。

【方药】 生白芝麻一合

【制法及用法】 研末，米汤浸后滤去渣，用此汁灌服一二次，服后仍呕三四次，之后呕泻均止。

【出处】 南昌县卫协分会（《江西省中医验方秘方集》第三集）。

【主治】 小儿急性呕吐。

【方药】 明矾四钱

【用法】 研细，和饭作饼，贴脚心。

【出处】 宁乡县中医（《湖南省中医单方验方》第一辑）。

【主治】 小儿吐泻。

【方药】 大黄 蝉蜕各等分

【用法】 少量多次服用。

【出处】 沽源县张龙云（《十万金方》第二辑）。

【主治】 小儿吐泄。

【方药】 藿香三钱 广皮二钱

【用法】 水煎服。

【加减】 冬日加生姜、红糖少许。

【出处】 秦忠（《河南省中医秘方验方汇编》）。

【主治】 小儿吐泄。

【方药】 大黄　蝉蜕各等分

【用法】 水煎服。

【出处】 张耀武（《河南省中医秘方验方汇编》）。

【主治】 小儿吐泄。

【方药】 灶心土一两　川黄连三钱

【制法】 用川连水泡灶心土，俟干后研为细末。

【用法】 一岁者每服一钱，开水送下。

【出处】 胡树铮（《河南省中医秘方验方汇编》）。

【主治】 吐泻。

【方名】 竹脂散

【方药】 青竹茹　赤石脂各等分

【制法】 研细面。

【用法】 生姜煎汁送下。

【出处】 获鹿县杜志刚（《十万金方》第二辑）。

【主治】 小儿吐泻不止。

【方名】 烧针丸

【方药】 黄丹三钱　朱砂三钱　苦矾三钱

【制法】 共为极细，枣肉做丸如黄豆大，并用针刺一孔。

【用法】 在患者未服以前，将药用针穿上放在香油灯火上烧，存性研末，小米米汤送服。

【出处】 保定市崔文彬（《十万金方》第十辑）。

【主治】 肠胃炎，吐泻不止，口渴。
【方药】 葛根一两 竹茹二钱 莲叶二个
【制法】 水煎。
【用法】 内服。
【出处】 商专丁继山（《河南省中医秘方验方汇编》续二）。

【主治】 小儿吐泻。
【方药】 胡椒一钱 煨姜二钱 人参（潞党亦可）三钱 白术二钱
【用法】 水煎服
【提示】 以虚寒性吐泻为宜。
【出处】 内化张建英（《十万金方》第十辑）。

【主治】 吐泻（三四月内小儿吐泻是脾虚症）。
【方药】 党参三钱 土白术三钱 云苓二钱 炙草一钱
【制法】 水煎，加红糖适量。
【用法】 内服。
【出处】 洛专左华堂（《河南省中医秘方验方汇编》续一）。

【主治】 小儿吐泻。
【方药】 藿香一钱 砂仁一钱 半夏一钱 黄连五分
【制法】 水煎。
【用法】 内服。
【出处】 郧县（《湖北验方集锦》第一集）。

【主治】　小儿惊哭惊叫，吐泻不止，肚子疼痛。

【方药】　乳香一钱　没药一钱　朱砂五分　血竭一钱

【用法】　共为细末，每服二三分。

【出处】　长岭县郑凤鸣（《吉林省中医验方秘方汇编》第三辑）。

【主治】　小儿先泄后吐，汤水不存者。

【方名】　荡惊散

【方药】　白胡椒　炮干姜　公丁香　广桂　炮附子各一钱

【制法】　共为末。

【用法】　用灶心土（即伏龙肝）水为引，徐徐灌之。

【出处】　束鹿县乔志卿（《十万金方》第二辑）。

【主治】　小儿吐泻，昏睡，危殆之候。

【方药】　纹党参四钱　附片三分　吴萸六分　白术二钱　黄连六分

【制法】　水煎。

【用法】　内服。

【出处】　大冶县（《湖北验方集锦》第一集）。

【主治】　小儿上吐下泻，屡试屡效。

【方名】　小儿止泻散

【方药】　肉蔻四两　诃子煨三两　干姜（煅）二两　木香一两　丁香五钱　藿香五钱

【制法】　共为细末。

【用法】　每服二钱，白水送下。

【治验】　贾村某某侄子患上吐下泻，服之即愈。

【出处】　藁城县李忠文（《十万金方》第十辑）。

【主治】　小儿吐泻。

【方药】　白术钱　党参八分　云苓五分　藿香五分　生草五分　炙草五分　车前子五分

【用法】　水煎温服。

【出处】　李文华（《大荔县中医验方采风录》）。

【主治】　小儿吐泻。

【症状】　小儿夏秋季，消化不良，呕吐不止，大便泻泄，其色或绿或黄，每日七八次至十余次者。

【方药】　东参三分　黄芩三分　黄连三分　干姜三分　陈皮一钱　姜半夏五分　生姜一钱

【用法】　水煎服。

【提示】　此方剂量，系三岁以内的用量；三岁以上者，可酌量增加。用水半碗煎至三分之一，每次二匙，日服四次。

【出处】　河津张益民（《山西省中医验方秘方汇集》第三辑）。

【主治】　小儿上吐下泻，全身发烧，精神昏迷。

【方药】　犀角五分　郁金一钱半　栀子一钱半　黄芩一钱　雄黄八分　黄连一钱　朱砂五分　滑石六钱　甘草一钱

【制法】　共为细末。

【用法】　每服三分，日服三次，白糖为引，白水送下。

【出处】　景县张瑞淮（《十万金方》第十辑）。

【主治】　呕吐腹泻。

【方药】　茯苓一钱五分　白术一钱　莲子一钱五分　伏香五分　砂仁五分　木香三分　苍术四分　陈皮一钱　川朴五分　肉豆蔻六分　生姜二片

【用法】　水煎服。

【出处】　南靖县乘东风公社李云崇（《采风录》第一集）。

【主治】　小儿吐泻。

【方药】　天字苓三钱　白术三钱　车前子三钱　砂仁二钱　白蔻二钱　肉蔻二钱　诃子二钱

【制法】　共为细末。

【用法】　满一岁者每服一钱，开水送下，每日三次，年龄大者酌增之。

【出处】　于德公（《河南省中医秘方验方汇编》）。

【主治】　小儿吐泄，日久不愈，口渴。

【方药】　党参三钱　白术三钱　云苓三钱　甘葛三钱　藿香二钱　广木香八分　甘草二钱

【用法】　水煎，分二次服。一剂可愈。

【出处】　商专祝克明（《河南省中医秘方验方汇编》续二）。

【主治】　小儿吐泻。

【方药】　法夏三钱　生姜三钱　丽参三钱　白术三钱　广木香三钱　丁香三钱　藿香三钱　沉香一钱半

【制法及用法】　共研极细末，以枣肉为丸，五分大，朱砂为衣。一岁小儿，每次服一丸，一日二次；一岁以上者，一日服三次；不满一岁者，每次服半丸，一日二次。用米汤汁或开水化服之。

【出处】　（《青海中医验方汇编》）。

【主治】　小儿吐泻不止。

【方药】　黄连五分　法夏五分　焦楂五分　藿香五分　云苓五分　炙草五分　白术五分　泽泻五分　广皮五分

【用法】　用水一茶杯，煎至少半茶杯，清出去渣，饭前温服。隔三小时，渣再煎服。

【提示】　此为一岁小儿的剂量。

【出处】　（《青海中医验方汇编》）。

【主治】　小儿吐泻作惊。

【方药】　故子二钱　枣仁二钱　白术二钱　当归一钱　白芍一钱　党参二钱　黄芪二钱　炙草一钱　枣皮二钱　枸杞二钱　核桃一个

【制法】　用水煎。

【用法】　一日分三次服完。

【出处】　孝感专署（《湖北验方集锦》第一集）。

【主治】　饮食不化，腹痛，吐泻，啼哭不止，兼有抽风现象。

【方药】　丽参_{七分}　白术_{一钱}　天麻_{一钱}　炙甘草_{五分}　山楂_{七分}　陈皮_{五分}　生姜_{三分}　茯苓_{一钱}　胆南星_{七分}

【用法】　水一碗，煎至三酒杯，隔二小时服一次，每日三次。

【出处】　苏文卿（《中医验方汇编》）。

【主治】　小儿吐泻。

【方名】　五苓散、一捻金合用

【方药】　白术_{一钱}　茯苓_{一钱}　肉桂_{五分}　猪苓_{一钱}　泽泻_{一钱}　二丑_{一钱}　大黄_{一钱}　白参_{一钱}

【制法】　共为细面。

【用法】　服三分至五分，白水送下。

【出处】　安国县北板桥村李有林（《十万金方》第十二辑）。

九、小儿呕吐

呕吐属于小儿常见症状，饮食不节、肠道感染、肠胀气、腹部受寒引起的呕吐最为多见，肠梗阻、肠套叠等器质性病变也可导致。

所以，当患儿出现频繁呕吐，并有颜面苍白、精神欠佳，伴发热时，需要及时就诊。

【主治】 小儿呕吐。

【方药】 生姜三片 灶心土少许

【制法】 小米泔水煎。

【用法】 内服。

【出处】 新乡刘文炳（《河南省中医秘方验方汇编》续一）。

【主治】 小儿呕吐。

【方药】 生姜三钱 檀木一钱

【制法】 研面，用黄泥包裹，置火内烧红，待冷细研。

【用法】 （连泥）兑白糖开水，分数次内服。

【出处】 刘芳品（《中医采风录》第一集）。

【**主治**】 小儿呕吐，腹泻。

【**方药**】 艾叶五钱　食盐八钱

【**制法**】 将艾制成薄饼，贴脐上，再把盐炒热放艾上。

【**用法**】 温熨。

【**出处**】 熊海荣（《中医采风录》第一集）。

【**主治**】 专治小儿热性呕吐。

【**方药**】 绿豆粉二两　鸡蛋清二个

【**制法**】 把上药二味混合，调浓稠。

【**用法**】 敷于足心，外用绷带缠之，一日一换。

【**治验**】 很有效果。

【**出处**】 康保县处长地村申明久（《十万金方》第二辑）。

【**主治**】 小儿呕吐不止。

【**方药**】 灶内红土（以烧柴之灶内经烧红色者佳）一两　青盐五分

【**用法**】 用开水冲化，澄清后服之。

【**出处**】 阳原县梁兴汗（《十万金方》第二辑）。

【**主治**】 小儿呕吐。

【**方药**】 蜂蜜　火麻仁（炒研）不拘量　伏龙肝一块

【**制法**】 水煎。

【**用法**】 内服。

【**出处**】 新乡李天昌（《河南省中医秘方验方汇编》续一）。

【主治】 小儿腹泻

【方药】 焦术 生草 焦楂各等分

【用法】 共研为末，日服三次，每次二钱。

【出处】 阳城李智（《山西省中医验方秘方汇集》第三辑）。

【主治】 小儿呕吐。

【方药】 砂仁七只 红曲七只 包粟花一两

【用法】 将上药共研为细末，开水送服。

【出处】 江西崇义傅仙胜（《中医名方汇编》）。

【主治】 小儿呕吐。

【方药】 朱砂一钱 白蔻一钱 黄连一钱

【用法】 共为细面，一岁服一分，乳汁送下。

【出处】 荆兆柱（《吉林省中医验方秘方汇编》第三辑）。

【主治】 小儿呕吐，发热不止。

【方药】 鲜紫苏叶一两 燕子窝泥 菖蒲各二两

【用法】 捣烂炒热，敷肚脐上，约30分钟。

【出处】 郴县中医（《湖南省中医单方验方》第二辑）。

【主治】 小儿胃热呕吐。

【方药】 竹茹三钱 生白芍三钱 川楝子二钱 生赭石五钱

【制法】 水煎服。

【用法】 一日二次，二日服完。

【出处】 张专赵家梁乡郝佐邦（《十万金方》第二辑）。

【主治】 小儿呕吐。
【方药】 鹅见肠草　雀雀菜　黄花艾尖　生姜汁
【用法】 用水煎服。
【加减】 热天加青蒿尖。
【出处】 新繁县卫协会（《四川省医方采风录》第一辑）。

【主治】 小儿呕吐。
【方药】 寒水石　石膏　片砂　冰糖各等分
【用法】 共为细末，每服三分，冷水送下。
【出处】 怀德县郑殿丰（《吉林省中医验方秘方汇编》第三辑）。

【主治】 小儿脾虚弱，呕吐不食。
【方药】 火香一钱半　陈皮一钱　云苓一钱半　白术一钱半　厚朴二钱　砂仁二钱　清夏一钱　木香一钱
【用法】 水煎服，灶心土引。
【出处】 庞各庄乡医院韩全仲（《祁州中医验方集锦》第一辑）。

【主治】 小儿伤食吐泻。
【方药】 炒苍术　半夏　砂仁　川朴　枳实　陈皮　焦三仙　生草各等分
【用量】 依儿童年龄，酌量增减。

【用法】　水煎服。

【出处】　阳城贾信善（《山西省中医验方秘方汇集》第三辑）。

【主治】　小儿胃寒呕吐。

【方药】　木香一钱　白术一钱　丁香五分　砂仁五分　陈皮一钱二分　厚朴一钱　良姜五分　生姜六片

【制法】　水煎。

【用法】　分三次服用。

【出处】　孝感专署（《湖北验方集锦》第一集）。

十、小儿便秘

　　小儿便秘指排便次数明显减少，大便干燥、坚硬，排便困难，或虽有便意而排不出大便。常伴有腹胀、腹痛，食欲不振。

【主治】　初生小儿，二便不通，腹胀欲死。

【方药】　枳壳一钱　甘草一钱

【制法】　水煎。

【用法】　内服。

【出处】　沔阳县（《湖北验方集锦》第一集）。

【主治】　小儿腹满便秘，肚现青筋。

【方药】　二丑（炒）一钱　花大白一钱　西熟军一钱

【制法】　水煎浓汁。

【用法】　徐徐内服。

【出处】　沔阳县（《湖北验方集锦》第一集）。

【主治】　小儿习惯性便秘。

【方药】　钩藤　茯苓各三钱　化红二钱　伏龙肝三钱　甘

草一钱

【用法】 水煎服，每日一剂，日服2次或频服。

【加减】 实热便秘，加青黛、瓜蒌；脾胃虚弱，加建曲、焦山楂；便秘日久不愈，加麦冬、茅根。

【提示】 本方经临床屡用，疗效颇佳。

【出处】 王鹏飞（《河南省中医秘方验方汇编》）。

【主治】 小儿便秘，伴有口舌生疮，面赤身热，尿黄。

【方药】 生地三钱　木通一钱三分　生草一钱三分　竹叶二钱五分　连翘二钱五分　茯苓二钱五分　忍冬藤四钱　泽泻二钱五分　蒲公英三钱　大青叶三钱

【用法】 此为三岁患儿一日量。水煎口服。

【出处】 李一鸣（《十万金方》第六辑）。

【主治】 小儿便秘。

【方药】 火麻仁二十两　郁李仁二十两　枳壳十两　当归二十两　川厚朴五钱　黑芝麻二十两　熟军五钱　葛根三钱　元明粉五钱　焦三仙二十两　番泻叶十两　甘草三钱

【制法】 以上诸药，共为细末，炼蜜为丸，每丸三钱重。

【用法】 每次服一丸，每日服二次，空心白开水送。

【提示】 本方为经验效方，对于一切便秘均有良效。

【出处】 刘瑞堂（《上海市中医验方秘方经验集》）。